MARIE-CLAUDE AKNIN-CAHANÉ
et
NICOLE MARTY

À L'ÉCOLE DU GOÛT

La nutrithérapie : apprendre à nos enfants
à bien se nourrir pour vivre en bonne santé

Préface d'Hervé This

ROBERT LAFFONT

ISBN 2-221-09655-X

Préface

Picrochole vaincu, Gargantua voulut récompenser frère Jean des Entommeures en le faisant abbé de Seuillé, de Bourgueil ou de Sainct-Florent, mais le moine refusa : « Car comment (disoit-il) pourroy je gouverner aultruy, qui moy mesmes gouverner ne sçaurois ? »

De même, comment oserais-je préfacer un livre qui traite de nutrithérapie, alors que je me délecte de cassoulets, de choucroutes, de gâteaux à la crème, de fromages coulants, de légumes braisés au meilleur des beurres, de poissons systématiquement accompagnés de sauce béarnaise… Pis encore, j'en nourris ma famille, dans un prosélytisme coupable, et, dans un de mes livres, j'ai publiquement tonné contre une certaine diététique qui nous fait girouette, interdisant un jour le pain ou le vin pour les prescrire le lendemain, nous condamnant à l'huile d'olive alors que notre culture nous porte à la graisse d'oie…

Le moi étant haïssable, pourquoi faire étalage de mes petits défauts ? Parce que ce sont aussi ceux de la majorité des lecteurs de ce livre : nous sommes entourés d'informations qui nous montrent nos errances, mais nous persévérons diaboliquement : la chair est faible. À cette première inconvenance, j'en ajoute une seconde, plus personnelle : chimiste, je dois évoquer un livre où il est question de (nutri) thérapie. Thérapie : c'est l'art médical qui est invoqué et non la science ; comment un chimiste saurait-il quelque chose de ce monde d'intuitions, où la meilleure des prescriptions est sans doute le médecin lui-même ?

Il y a toutefois des justifications à ce qu'un chimiste impénitent soit associé ici. Tout d'abord, si je stigmatise des modes diététiques incohérentes, je reconnais aussi, avec les auteurs de ce livre, que nous devons mener le combat des légumes et des fruits, qui sont de façon établie un gage de meilleure santé, ou bien celui de réduction des graisses inutiles, ou encore une lutte contre la sédentarisation (autrement dit, nous devons bouger). C'est parce que ces combats (sauf le dernier) sont culinaires que je trouve ici ma place : si la cuisson des viandes ou des poissons a bénéficié de siècles d'efforts culinaires, nous sommes loin d'avoir tiré le meilleur des végétaux sans amidon. La recherche qui reste à faire devra profiter des intuitions des cuisiniers, mais aussi des connaissances physiques ou chimiques ; elle sera encouragée par les lecteurs de ce livre, qui sauront toute l'importance de l'enjeu.

D'autre part, je vois ici une occasion d'éducation à l'attention des enfants. L'année passée a marqué un renouveau des initiatives d'éducation au goût : l'école les a accueillies, notamment sous la forme des « Ateliers expérimentaux du goût ». Dans ces ateliers, le dogmatisme est chassé par l'exploration : les faits de la cuisine ne sont jamais admis, mais testés, et l'expérience démontre le bien-fondé d'idées souvent rabâchées sans vérification.

Il faut se laver les mains avant de manipuler des aliments ? Dit ainsi, l'ordre devrait être refusé par un enfant intelligent, car il n'est pas assorti d'une explication ; l'école joue son rôle en faisant découvrir à l'enfant que la manipulation de rondelles de pomme de terre conduit à un pourrissement quand les mains ne sont pas parfaitement propres.

Il faut manger équilibré ? Cet équilibre n'est rien, tant que l'enfant n'a pas déposé des gouttes de teinture d'iode sur des aliments variés et qu'il n'a donc pas constaté que la teinture d'iode bleuit sur le riz, les pâtes, les pommes de terre bleuissent, mais pas sur les haricots, les carottes ou les épinards. D'où une règle simple : on n'accumulera pas, dans un repas, les aliments qui font bleuir la teinture d'iode.

Un troisième exemple plus proche de la cuisine n'est qu'apparemment plus éloigné de la nutrition : un des protocoles expérimentaux conduit les enfants à réaliser un mètre cube de blanc en neige à partir d'un seul blanc d'œuf. En chemin, ils comprennent pourquoi les blancs d'œufs battus en neige sont blancs et fermes, mais, surtout, ils découvrent que la cuisine de demain n'est pas condamnée à être celle d'hier si nous comprenons au lieu de répéter.

L'enjeu nutritionnel est évident : celui qui sait réduire la quantité de blanc d'œuf pourra aussi jouer à réduire celle de graisses, sans perdre ni texture ni goût ; celui qui connaît les raisons de ses gestes culinaires peut décider de ce qu'il mange, au lieu de subir le poids de la tradition. Il peut choisir !

Le maître mot est lâché : choisir. Nous devons pouvoir choisir ce que nous mangeons, pour manger sainement. Et, pour choisir, nous devons comprendre.

Le livre que vous avez entre les mains a cet objectif d'expliquer à des parents comment organiser une alimentation saine. Ils le liront pour leurs enfants… mais aussi pour eux-mêmes, car ils savent que, sans l'exemple, l'éducation est un vain mot.

HERVÉ THIS

Avant-propos

Lecteur, vous n'avez pas choisi d'ouvrir ce livre par hasard ! Vous vous demandez vous-même comment agir, le plus tôt possible, pour que votre enfant mange de manière équilibrée afin de préserver toutes ses chances pour le présent et l'avenir. Tout ce que vous entendez dire sur la « malbouffe » qui diminuerait l'espérance de vie, sur l'obésité ou l'anorexie qui handicapent déjà, dans les pays industrialisés, un trop grand nombre d'enfants, vous rend inquiet.

Ce livre a l'ambition de guider ceux qui sont à l'écoute de leurs enfants. Leurs besoins diffèrent avec l'âge : ils ne sont pas les mêmes chez les bébés, les jeunes enfants et les adolescents.

L'écoute des parents et de leurs enfants dans le cabinet médical, le dialogue avec les élèves, à l'école, dans les moments d'éducation à la santé ou à la cantine, ont inspiré les différents conseils qui sont donnés ici.

La famille est le lieu idéal pour une éducation à la santé la plus précoce possible. Les parents sont de plus en plus nombreux à être informés, attentifs eux-mêmes à ce qu'ils consomment et soucieux de voir leurs enfants en bonne santé. Ils se posent aussi des questions sur ce que leurs enfants mangent hors du nid familial, à la cantine ou dans les fast-food par exemple.

Ce livre vise à donner aux parents de bons réflexes de prévention et aux enfants de bons principes pour mieux s'alimenter, mieux grandir et mieux vivre, sans perdre de vue les plaisirs de la table et la convivialité qui rendent agréables de saines habitudes alimentaires tout au long de la vie[1].

---

1. Le lecteur trouvera à la fin de cet ouvrage un lexique explicatif des différents termes techniques employés dans le texte (pages 215-232).

Première partie

L'ÉQUILIBRE ALIMENTAIRE

1

Un constat alarmant

A-t-on raison de s'inquiéter à propos de la nourriture ? Sur cette question, les avis sont partagés. Certains, comme Hervé This, affirment que l'on n'a jamais aussi bien mangé. Autrefois, dit-il, la nourriture était souvent frelatée : « Les livres de cuisine attestent que, dans la farine, il y avait parfois du plâtre et dans le café, du jus de purin ! » Selon cet éminent chimiste de l'INRA, chercheur au Collège de France[1], notre espérance de vie croît d'un trimestre par an, en partie parce que notre nourriture est très contrôlée.

Il n'y aurait donc pas de quoi vraiment s'inquiéter : ainsi, avec la crise de la vache folle, il n'y a eu que deux morts en France, il y en a beaucoup plus sur la route et le tabac tue 60 000 personnes par an. Notre société plutôt aisée mangerait très bien.

Mais d'autres experts sont plus inquiets et leurs constats sont abondamment relayés par la presse. Un journaliste faisait remarquer qu'en 2001, on a dénombré 100 décès à cause du vacherin. Bien sûr, on peut mettre cela sur le compte d'une recherche de sensationnel, mais les résultats sont parfois positifs : les émissions sur l'art et la manière de se nourrir intelligemment se sont multipliées ces derniers temps. En France, cela a également obligé les services publics, très prudents depuis la triste affaire du sang contaminé, à définir une politique nutritionnelle de santé publique. Tout ce qui va dans le sens de la prévention en matière de santé est bon à prendre.

---

1. Hervé This, auteur de plusieurs ouvrages sur les relations entre la science et la cuisine (*cf.* bibliographie), anime une série d'émissions sur France 5, « Côté labo, côté cuisine », où il présente l'exploration physico-chimique des phénomènes culinaires.

Dans nos pays industrialisés, les facteurs de risque ont changé

On assiste actuellement, du fait de la mondialisation du commerce, à une industrialisation très rapide qui peut avoir des conséquences fâcheuses sur nos comportements alimentaires et un impact négatif sur notre santé[1].

Certes l'espérance de vie a connu une progression spectaculaire au XXe siècle, mais cette amélioration est menacée par les problèmes cardio-vasculaires et le diabète, pour lesquels les comportements alimentaires sont des facteurs déterminants.

Dans nos pays, au niveau de vie élevé, l'accès à une nourriture trop riche, pour le plus grand nombre, induit de nouveaux comportements à risque.

« Petites mangeuses pressées », « gros mangeurs monotones »

Dans l'ensemble, les habitants des pays industrialisés souffrent d'un excès de nourriture. Ainsi, l'obésité qui apparaît de plus en plus tôt chez les enfants inquiète à juste titre les parents, ce qui ne les empêche cependant pas d'acheter, pour nourrir leur progéniture, viandes grasses, boissons sucrées, produits laitiers bien gras et viennoiseries. L'Agence française de sécurité sanitaire des aliments (Afssa) a récemment fait paraître un ouvrage[2] qui établit une typologie des comportements alimentaires qui sont déjà ceux de nos enfants. Ces experts recommandent, dans l'alimentation quotidienne, un certain pourcentage de protéines, de lipides, d'acides gras, de glucides. Ils donnent des recommandations pour différents groupes : femmes enceintes, nourrissons, enfants et adolescents, personnes âgées, sportifs. Ils mettent en garde les parents, en particulier, sur les habitudes nutritionnelles de leurs adolescents, décrits comme « petites mangeuses pressées » et « gros mangeurs monotones », dans la typologie qu'ils dressent des comportements alimentaires.

Les « petites mangeuses pressées », plutôt des femmes, mangent peu de fruits et de légumes, et les « gros mangeurs monotones »,

1. Dans l'histoire des modifications alimentaires, cette révolution que nous vivons depuis une cinquantaine d'années est si rapide que le corps humain n'a pas eu génétiquement le temps de s'y adapter.

2. *Apports nutritionnels conseillés pour la population française*, troisième édition, Afssa et Cnerna-CNRS, Éditions Tec & Doc, février 2001.

plutôt des hommes, consomment peu de fruits et de légumes et beaucoup d'acides gras insaturés ; chez ces derniers, l'alcool représente 20 % de l'apport énergétique total ! Ces comportements adultes sont déjà en germe parfois chez nos enfants et nos adolescents.

Des effets de mode à la sagesse alimentaire

Dans la presse écrite ou audiovisuelle, diététiciens et nutritionnistes multiplient les conseils : comment se nourrir de manière équilibrée, surveiller son alimentation, pour vivre mieux et plus longtemps, pour rester jeune et en pleine forme.

De quoi vous donner des complexes quand vous ne suivez pas à la lettre tel ou tel régime (méditerranéen, de préférence) ! Il est vrai que les récentes enquêtes scientifiques tendent à prouver que l'huile d'olive et les légumes garantissent une meilleure longévité et une lutte plus efficace contre certaines maladies, telles que le cancer.

Dans le domaine de l'alimentation il n'est jamais trop tôt, comme notre ouvrage le conseille, pour donner aux enfants des habitudes alimentaires qui privilégient fruits, légumes, huiles végétales (olive, colza...), riches en produits complexes et aux propriétés antioxydantes et protectrices.

On pourra également leur faire découvrir, à des fins gustatives, les bons produits du terroir français, puisqu'on a maintenant réhabilité la nourriture du Sud-Ouest.

Du concept d'« alimentation équilibrée » on est donc passé à celui d'« alimentation optimisée » et « préventive » qui permet d'améliorer le fonctionnement de l'organisme et d'accroître les performances physiques et intellectuelles, tout en réduisant le risque de certaines maladies. Cette nouvelle approche doit beaucoup aux progrès scientifiques et notamment à une meilleure connaissance des effets de l'absorption de nutriments et de micronutriments.

Les parents, attentifs au bon développement de leurs enfants et à leur éducation de futurs adultes conscients de leur mode de vie, trouveront dans les différents chapitres de ce livre les conseils appropriés à chaque âge, de la naissance à l'adolescence.

Pour redonner à ces parents responsables une certaine sérénité devant leur tâche d'éducation alimentaire, un peu à distance de tous les constats alarmistes, des conseils scientifiques et des recommandations de bon sens leur seront donnés. Qu'ils se laissent guider pas à pas et qu'ils se souviennent, pour rester optimistes, que l'on n'a jamais aussi bien mangé et vécu en France, au début de ce XXIe siècle, à condition, bien sûr, de prendre d'élémentaires précautions !

Les questions que se posent les parents

Les réponses que peut apporter le nutrithérapeute aux parents qui l'interrogent sur l'alimentation de leur enfant doivent toujours être adaptées à chaque cas. Cependant, certaines questions reviennent régulièrement : mon enfant est-il bien nourri ? Son alimentation est-elle équilibrée, trop abondante ou pas assez ? Dois-je le nourrir d'une manière particulière en cas de maladie ou d'allergie ? Mon enfant mange n'importe quoi, à n'importe quelle heure et il semble avoir une attirance particulière pour la nourriture du fast-food : ne suis-je pas dans l'erreur en acceptant ces conduites alimentaires ? Et bien d'autres questions encore qui révèlent un malaise… Voici quelques éléments de réponses aux interrogations les plus fréquentes.

L'alimentation de mon enfant est-elle correcte ?

Cette alimentation idéale existe mais elle dépend de l'âge de l'enfant, de sa vitesse de croissance et de son tempérament.

Les besoins peuvent donc varier et changer au cours de la vie de l'enfant, notamment au moment de la puberté et à d'autres périodes correspondant à une accélération de la croissance staturale, la première année, par exemple.

D'autres facteurs, comme le tempérament plus ou moins « physique », plus ou moins « intellectuel », pourront modifier les besoins nutritionnels de l'enfant.

L'essentiel est d'arriver à équilibrer l'alimentation en proposant des aliments variés, agréables au goût, c'est-à-dire des produits frais, de saison, assaisonnés, parfumés, et présentés de façon attrayante, en rapport avec le plaisir de l'enfant. La nécessité doit être liée à la notion de plaisir, pour éveiller la curiosité et le désir de découvrir de nouvelles saveurs. Rien n'est plus triste et plus déséquilibré qu'une alimentation monotone, sans odeurs ni couleurs, sans goût.

L'idéal est de proposer ainsi une alimentation équilibrée, sans jamais forcer, sans s'inquiéter à chaque repas, car cet équilibre doit s'envisager sur la semaine plutôt qu'au jour le jour.

L'alimentation que je donne à mon enfant l'aide-t-elle à grandir normalement ?

Par les apports de nutriments essentiels à la croissance, l'alimentation aide l'enfant à bien grandir tout en préservant son capital santé. La croissance en taille, par exemple, nécessite un bon apport en fer et en zinc. Si l'alimentation ne contient pas suffisamment de zinc, tout se passe comme si l'organisme procédait par ordre de priorité : la croissance peut être dans ce cas préservée (sans être pour cela optimisée), mais la déficience en zinc peut alors provoquer d'autres troubles comme le développement d'infections ORL à répétition, l'apparition ou le renforcement de problèmes d'origine allergique (eczéma, rhinites allergiques ou asthme) et, de surcroît, un manque d'appétit lié à la diminution des capacités gustatives qui sont sous la dépendance du statut en zinc. L'appétit est donc bien la clé d'une alimentation variée et équilibrée dont l'enfant, dans les conditions idéales, pourra exprimer la nécessité.

Mon enfant est-il trop gros ? Cela aura-t-il une influence sur sa santé plus tard ?

Il est bien sûr important de surveiller la croissance pondérale des enfants. Celle-ci doit être interprétée en fonction de la taille et de l'âge. L'excès de poids (un préalable à l'obésité qui sera abordée plus loin dans l'ouvrage) est, le plus souvent, associé à un déséquilibre nutritionnel qu'il faudra mettre en évidence, en tenant compte de l'activité physique de l'enfant.

Un enfant ayant peu de dépenses physiques prendra plus facilement de l'embonpoint, surtout si son alimentation est plus sucrée, ce qui est d'ailleurs souvent le cas : il y a une correspondance entre l'activité des enfants et leur consommation de produits sucrés. L'activité sportive permet elle-même de régulariser le goût et l'appétence pour les sucreries. Par ailleurs, un enfant consommant trop de produits sucrés aura forcément moins d'appétit pour les produits intéressants sur le plan nutritionnel, ce qui pourra le conduire rapidement à une situation de déficience qui, elle-même, sera à l'origine de la perturbation du comportement alimentaire. Si l'on ne brise pas ce cercle vicieux, l'enfant risque peu à peu de parvenir à un surpoids, voire à l'obésité, source de complications majeures.

Mon enfant est-il trop maigre ? Cela nuira-t-il à sa santé ?

Parfois, les mères craignent que leur enfant ne soit trop maigre. Après avoir effectué un bilan de ses comportements alimentaires et de sa forme physique et intellectuelle, on constatera qu'il s'agit le plus souvent d'un enfant actif, mangeant bien et ayant suffisamment d'énergie pour brûler régulièrement les calories qu'il consomme.

En revanche, lorsque l'on constate bien une insuffisance en poids, le plus souvent c'est un déficit micronutritionnel qui en est la cause. Il faut ici distinguer deux situations différentes par leurs causes et leurs conséquences : dans le premier cas, il s'agit d'une *anorexie ponctuelle*. L'enfant, à la suite d'une maladie, d'une infection, perd du poids, son appétit diminue et, peu à peu, cela s'aggrave, occasionnant, en dehors de la fatigue et du manque d'entrain, une récidive de l'infection, par perturbation du système immunitaire. Dans ce cas, une supplémentation en vitamines et oligoéléments adaptée apporte une aide précieuse à la récupération d'un meilleur appétit, étape indispensable à la rééquilibration nutritionnelle.

Dans le second cas, il s'agit d'un *manque d'appétit installé de plus longue date*. Il faut alors poser la question d'un problème d'ordre relationnel. L'enfant utilise facilement l'alimentation pour exprimer un conflit. Quand il dit : « Je ne mangerai pas », cela peut vouloir dire : « Je ne suis pas d'accord » ou alors : « Je peux moi aussi décider. » Le plus souvent, il s'est bien rendu compte que l'alimentation est très importante aux yeux de ses parents et que c'est un bon moyen pour exprimer sa personnalité. Il a déjà pu tester l'efficacité de ce comportement et les bénéfices qu'il en retire, surtout en captant leur attention ! Aux parents donc de ne pas entrer dans son jeu. Ils peuvent lui parler ainsi : « Nous ne sommes pas d'accord pour que tu t'exprimes à travers la nourriture. Ta santé et ta croissance nous sont trop précieuses pour que nous acceptions cela. En revanche, nous avons bien compris ton message et nous sommes prêts à écouter et à comprendre tes colères, tes peines et tes joies. »

Respecter, donc, l'appétit de l'enfant, ne pas forcer, lui donner envie de goûter sont des règles à appliquer dès les premiers mois de la vie. Dans la vie de l'enfant, plus tôt l'on réagit de la sorte, plus l'on a une chance de régler le problème rapidement, diminuant ainsi les risques et les conséquences pour l'avenir.

L'affectivité a donc une incidence sur la manière de se nourrir ?

L'enfant en mal d'amour est aussi en mal de vivre. Or se nourrir est, en soi, un acte de survie. L'affectivité est étroitement liée à la nourriture et, de ce fait, l'enfant ne pourra être éduqué à bien se nourrir que si on lui propose de découvrir les différents goûts et saveurs avec amour. Ainsi, préparer un plat, en tenant compte des goûts déjà acquis et des potentialités de l'enfant à découvrir d'autres saveurs, est un acte d'amour. Il y est sensible.

L'aliment prend très tôt une connotation positive ou négative, en fonction des circonstances dans lesquelles il est consommé. Tout au long de la vie, cet apprentissage de nouvelles saveurs correspond à de nouvelles connexions de neurones qui se font d'autant mieux que les circonstances de cet apprentissage sont favorables, agréables et valorisantes.

Au fond, l'enfant exprime ainsi son anxiété devant un monde qu'il découvre et devant la peur de perdre ses anciens privilèges, au fur et à mesure qu'il grandit. Refuser de manger certains plats est une manière d'attirer l'attention des adultes : « Maman, papa, êtes-vous là ? », « Est-ce que vous pouvez encore m'aider et m'aimer, même si je deviens très grand ? » Notre présence et notre attention aux craintes comme aux joies devraient le rassurer. Aucune conduite excessive, venant de l'enfant, ne peut s'enraciner si nous sommes bien là, vigilants.

Mon enfant a-t-il de mauvaises habitudes alimentaires ?

L'enfant peut effectivement avoir des habitudes dans le domaine alimentaire comme dans d'autres domaines. Sans être obsédé par son équilibre nutritionnel, il convient de faire le bilan global de son comportement alimentaire, à l'école et à la maison, de son sommeil, de son agressivité, de ses capacités de concentration. Si, effectivement, son comportement a changé, on peut alors être amené à penser à une cause ponctuelle : surmenage d'ordre physique, affectif ou émotionnel. Il faut en parler avec le médecin, faire un bilan, un examen clinique, un dosage du fer et repérer la cause de ce déséquilibre qui, bien traité, ne saurait durer.

En revanche, s'il s'agit de mauvaises habitudes installées, alors les parents devront se demander plutôt pour quelles raisons leur enfant refuse de manger des légumes ou de la viande. A-t-il été confronté à une mauvaise expérience à la maison, à la crèche, à l'école ? L'a-t-on forcé à consommer tel ou tel aliment ? Associe-t-il le goût de cet aliment à un mauvais souvenir ? Ou peut-être les parents eux-mêmes ne sont-ils pas convaincus ? Aiment-ils eux-mêmes la viande ? les légumes ?

Avec patience, il est possible de rééduquer le goût de l'enfant – et peut-être celui des parents, par la même occasion – en cuisinant simplement, en préparant les aliments, en les assaisonnant agréablement. Le fait d'augmenter le goût des aliments, de veiller à leur saveur et à leur odeur, d'en modifier l'aspect peut entraîner un meilleur appétit chez l'enfant. Petit à petit, aliment par aliment, en tenant compte de ses réactions et de ce qu'il aime déjà, sans forcer, on réussira sûrement à étendre sa palette de goûts.

Peut-on, sans risque, donner des conserves aux enfants ?

Les conserves n'ont pas bonne presse. Elles contiennent des conservateurs, souvent du sel, déconseillé à forte dose pour les enfants… Certes, il est tentant d'ouvrir, par exemple, une boîte de lentilles déjà préparées. Si l'on dispose d'un peu plus de temps, il vaut mieux faire cuire soi-même les légumes secs : les lentilles cuisent en une demi-heure ou, même, en dix minutes dans un auto-cuiseur.

Les surgelés apportent-ils les vitamines nécessaires ?

Les légumes surgelés, lorsqu'ils ont été cueillis à maturité, sont aussi intéressants, sur le plan nutritionnel, que les légumes frais. Au niveau gustatif, en revanche, ils perdent un peu de leur saveur. Le mode de cuisson, la préparation et l'assaisonnement influencent leur goût, comme on peut le constater avec les légumes frais. Il est donc conseillé de pratiquer une cuisson douce, de préférence hors de l'eau (cuisson à la vapeur ou à l'étuvée) pour ne pas perdre trop de vitamines. Les parfumer en utilisant des fines herbes, de l'ail, de l'oignon, du citron ou des huiles végétales est plus « intéressant » que le fait d'utiliser des sauces très sophistiquées. Renforcer ce goût donnera par la suite à l'enfant l'envie de rechercher, tout au long de la vie, une nourriture saine et dynamisante.

Existe-t-il un rapport entre la nutrition et les maladies de l'enfant ?

La nutrition et, surtout, l'équilibre micronutritionnel font partie des facteurs environnementaux de santé sur lesquels nous pouvons agir. Des facteurs, tels que la qualité de l'air, les rythmes scolaires ou la nutrition influencent en effet le bien-être et la santé des enfants.

Par exemple, un enfant qui a un terrain allergique (c'est-à-dire s'il a un ou plusieurs parents allergiques) ne manifestera pas de symptômes d'allergie si les conditions environnementales sont optimales.

À l'opposé, un organisme déficient en nutriments « antihistaminiques » pourra, même en l'absence d'antécédents familiaux, présenter des manifestations allergiques telles que la rhinite, l'asthme ou l'eczéma. Ces nutriments – vitamine C, zinc, magnésium ou sélénium – sont répartis entre les aliments végétaux et animaux. L'alimentation de type omnivore semble donc être la mieux adaptée au petit d'homme.

Les parents doivent se préoccuper également de la santé future de leurs enfants. Leur donner le goût des fruits et des légumes, comme l'a souligné la Ligue nationale contre le cancer, est un enjeu important : cet organisme intervient auprès des élèves des écoles primaires pour mettre l'accent sur l'éducation nutritionnelle en expliquant que ces aliments sont essentiels dans la prévention du risque de cancer, dans nos pays industrialisés. Ils diminuent le risque de ce qu'on appelle l'« initiation » du cancer qui peut précéder d'une dizaine d'années l'apparition de la maladie.

Un consensus international prône donc l'importance de ces fruits et de ces légumes pour équilibrer les apports en vitamines et en minéraux qui jouent, en effet, un rôle capital dans la lutte contre les radicaux libres, substances extrêmement toxiques pour toutes nos cellules. Parfois il sera opportun d'accompagner l'action bénéfique des fruits et légumes par l'association de compléments alimentaires correctement dosés. Les polluants que nous respirons et que nous mangeons peuvent être neutralisés par les vitamines antioxydantes (vitamine C, bêta-carotène, sélénium, magnésium, zinc et vitamine E).

2

Les principes de base de la nutrithérapie

Le médecin témoigne

Arthur, deux ans : des besoins en fer

Arthur, petit garçon de deux ans, n'a jamais eu de problème particulier concernant sa santé. Très gai, dynamique, ayant toujours eu un bon appétit, le voici à ma consultation pour une bronchite traînante.

Les différents traitements suivis ont amorcé la guérison, mais Arthur est toujours pâle, nerveux, de façon inhabituelle. Il a du mal à s'endormir, refuse de manger, pleure beaucoup, et tousse toujours. Il est beaucoup moins gai, moins dynamique. En réfléchissant sur sa croissance, ces derniers mois, on s'aperçoit qu'il a pris un centimètre par mois, que la rentrée de septembre à la crèche a été difficile : changement de « nounou », contrariété de quitter maman, le matin, avec grosses crises de larmes… Un mois après cette rentrée Arthur est « épuisé » et la bronchite se déclare, sévère.

Un centimètre par mois est une vitesse de croissance rapide, expliquant que l'organisme d'Arthur ait augmenté ses besoins en fer et zinc. Le stress, lié à la rentrée, et la maladie ont épuisé ses réserves en vitamines et en minéraux antioxydants. La baisse des réserves en zinc produit une diminution des capacités olfactives et gustatives expliquant la perte d'appétit. Par ailleurs, la diminution des réserves en fer explique la pâleur, les difficultés de sommeil, la moindre résistance aux infections.

Les examens biologiques montreront la carence en fer. Il faudra une cure de fer, zinc, sélénium, et quelques vitamines, pour qu'Arthur retrouve son appétit habituel, sa bonne humeur, sa gaieté, son équilibre nerveux et sa bonne santé.

Qu'est-ce donc que la nutrithérapie ?

Comme les parents d'Arthur, vous vous posez peut-être des questions sur les bienfaits de la nutrithérapie. Il est indispensable de bien en comprendre les principes pour mieux entrer dans la logique de cette approche spécifique.

En clair, il s'agit du traitement (thérapie) par les nutriments (nutri).

Ces nutriments sont les substances indispensables au fonctionnement de l'organisme, qui sont contenues dans les aliments : ce sont les macro- et les micronutriments.

Les **macronutriments** sont les protéines, lipides et glucides. Leur consommation doit être régulée en quantité : 15 % pour les aliments protéinés, 35 % pour les aliments lipidiques, 50 % pour les aliments glucidiques.

Nous verrons que sur le plan pratique il est aussi très important d'être vigilant sur la qualité de ces apports. Choisir, par exemple, dans les aliments lipidiques, ceux qui contiennent davantage d'acides gras polyinsaturés est important pour optimiser nos performances physiques et intellectuelles, car les aliments contiennent aussi des substances en plus petites quantités mais dont l'importance est capitale pour notre santé : ce sont les **micronutriments,** tels les vitamines, les oligoéléments et les minéraux, les acides aminés et les acides gras.

Quels sont les objectifs de la nutrithérapie ?

La nutrithérapie a pour objectif d'aider l'homme à préserver sa santé, son énergie et son bien-être, en réparant au fur et à mesure les altérations de son fonctionnement biologique, dues à des circonstances particulières.

L'enfance, en commençant par la vie intra-utérine, est l'une de ces périodes qui nécessitent une adaptation parfaite des apports aux besoins. S'il est important de respecter les principes fondamentaux d'une bonne nutrition, grâce aux apports équilibrés en protéines, lipides et glucides, la présence, dans ces aliments, de certains micronutriments est essentielle au développement harmonieux de l'enfant. Par exemple, les enfants nourris à la naissance exclusivement avec du lait de chèvre – le plus souvent pour des raisons économiques –

présenteront des performances intellectuelles bien inférieures à celles d'enfants du même âge, nourris avec des laits plus complets en acides aminés essentiels.

La nutrithérapie de l'enfant est donc une exigence dynamique qui doit s'adapter à la vitesse du renouvellement cellulaire spécifique à cet âge de la vie, avec une période d'extrême vulnérabilité, située autour de la naissance : extrême vulnérabilité du cerveau surtout, qui va déjà, pendant la vie intra-utérine, fabriquer le nombre définitif de neurones du cortex cérébral. Ainsi, le poids du cerveau, qui à la naissance est de 300 g, passera en six mois à 600 g et en un an à 800 g.

La nutrithérapie passe d'abord par une bonne nutrition

• *Les glucides*

Les aliments glucidiques véhiculent les sucres (lactose, fructose, saccharose). Les sucres sont transformés, par les enzymes digestives, en glucose, nutriment vital du fonctionnement cérébral. En effet, toute variation de la glycémie c'est-à-dire le taux de glucose sanguin, qui doit impérativement être proche d'1 g par litre, peut affecter notre système nerveux. L'hypoglycémie, par exemple, provoque des symptômes nerveux tels que malaises, convulsions, voire coma si rien n'est fait.

La vulnérabilité particulière de l'enfant à l'hypoglycémie explique qu'il ait besoin de repas rapprochés dans le temps :

— toutes les deux à trois heures à la naissance (avec des repas encore plus proches si l'enfant est prématuré) ;

— puis au moins quatre repas par jour pour l'enfant plus grand, avec un apport privilégié de **sucres lents**, appelés aussi **sucres complexes**. Ces sucres lents sont impératifs au dîner, pour assurer un apport couvrant la période de jeûne la plus longue de la journée : pâtes, pommes de terre, riz, mais aussi légumineuses telles que les lentilles, les pois, les haricots secs, les fruits frais et les fruits secs.

Les apports glucidiques conseillés sont de 50 % des apports caloriques totaux sur vingt-quatre heures. Il n'est cependant pas aisé de les mesurer précisément. Si l'alimentation est suffisamment variée, il est plus facile d'arriver à ce pourcentage. La tendance générale est plutôt à leur surconsommation, avec, le plus souvent, un excès de sucres rapides (produits trop sucrés) et en même temps de graisses saturées (produits trop gras), qui, en dehors du fait qu'ils ne représentent qu'un faible intérêt nutritionnel, peuvent être à l'origine d'inconvénients de santé majeurs comme l'obésité. Sur le long terme, également, ils peuvent être à l'origine de maladies appelées « maladies de surcharge » comme le diabète, l'hypercholestérolémie ou les maladies cardio-vasculaires.

• *Les protéines*

Les apports protéinés doivent comporter les neuf acides aminés essentiels, indispensables à la construction de matériel tissulaire et à l'origine du développement de l'intelligence. La synthèse des protéines corporelles est sous la dépendance de l'acide désoxyribonucléique (ADN) qui porte le patrimoine génétique.

Les apports recommandés en protéines doivent représenter en moyenne 15 % de la ration calorique quotidienne, avec la moitié de protéines animales et l'autre moitié de protéines végétales. Le chiffre de « 1 g de protéines par kilo de poids corporel et par jour » ne s'applique pas à l'enfant car, avant deux mois, ses besoins sont multipliés par quatre. Par la suite, les besoins varient en fonction de la vitesse de croissance.

Par ailleurs, la concentration en protéines des aliments varie en fonction de leur qualité : les viandes maigres sont plus concentrées en protéines que les viandes grasses, les produits végétaux sont moitié moins concentrés que les viandes et les poissons, les produits laitiers en contiennent des quantités encore bien inférieures.

À la naissance, le lait maternel s'adapte parfaitement aux besoins du nouveau-né. Sa concentration en protéines est inférieure à celle des laits du commerce pour bébé. En revanche, ces protéines du lait maternel présentent des avantages spécifiques : ainsi les immunoglobulines protègent l'enfant des infections et les enzymes aident à la digestion.

Bien sûr, les laits adaptés pour bébés ont été enrichis avec les neuf acides aminés essentiels, mais ils ne contiennent ni les enzymes ni les immunoglobulines.

Plus tard, les protéines de haute valeur biologique que l'enfant peut avoir à sa disposition sont les protéines animales : viandes, poissons, volailles (qui contiennent 15 à 25 % de protéines), fromages et œufs (13 à 20 %), lait de vache (3 à 4 %), yaourt (4 %).

Dans les végétaux, les protéines sont incomplètes, car il manque un acide aminé, ce qui les rend parfaitement inefficaces :

— ainsi, dans les céréales (blé, riz, maïs), qui contiennent 8 à 12 % de protéines, il manque la lysine ;

— dans les légumineuses (légumes secs tels que les lentilles, les pois, les haricots secs), il manque la méthionine.

En revanche l'association céréales/légumineuses est parfaite au plan de sa valeur protéinée (*cf.* Recettes de cuisine associant céréales et légumineuses).

• *Les lipides*

Ils doivent représenter environ 35 % des apports caloriques quotidiens, avec un pourcentage dépassant la moitié de graisses insaturées. La concentration en graisses polyinsaturées des viandes de bœuf ou de veau, des poissons, des œufs et des volailles dépend de la nourriture des animaux concernés. Elle diffère d'un produit à l'autre, ce qui complique encore un calcul qu'il n'est pas conseillé d'entreprendre. La consommation de produits frais, avec un minimum de garantie de qualité, intégrée dans un équilibre défini par le goût et la variété, peut suffire à rassurer.

Ainsi, l'équilibre des graisses est corrélé au bon fonctionnement des membranes cellulaires. Lorsque les apports alimentaires sont riches en acides gras polyinsaturés, ces membranes seront souples, fluides, dynamiques.

Si, au contraire, les apports sont trop généreux en acides gras saturés, les membranes seront rigides et peu actives.

Indispensable à la vie et à la santé, l'équilibre des acides gras est à l'origine de performances appréciables du fonctionnement cérébral (facilité et rapidité d'adaptation à des situations nouvelles) et d'une meilleure acuité visuelle.

Dans les conditions d'équilibre optimales, les lipides alimentaires génèrent la fabrication de substances protectrices de la santé (anti-inflammatoires, antiallergisantes). Dans les situations de déséquilibre, ils pourront au contraire engendrer la production de substances pro-allergisantes, pro-inflammatoires.

À la naissance, le lait maternel est particulièrement riche en acides gras polyinsaturés. Cette concentration augmente avec la richesse de l'alimentation maternelle en graisses d'origine végétale ainsi qu'en poissons gras. Les laits pour bébés sont enrichis en huiles végétales mais, dans certaines conditions, les capacités de l'organisme du nouveau-né ne peuvent pas les transformer de façon suffisante en dérivés efficaces (acide arachidonique, EPA, DHA). En revanche, les laits pour prématurés sont enrichis directement avec ces dérivés.

L'enfant, plus grand, trouvera un bon équilibre dans la consommation régulière de certaines huiles végétales (colza, noix, soja), de poissons gras (saumon, flétan, bar, rouget, sardine), d'oléagineux (amandes, noix, noisettes).

L'équilibre micronutritionnel : les micronutriments et leur influence sur la santé ?

Les aliments contiennent, en dehors des macronutriments, de petites substances dont l'importance vitale contraste avec les quantités infimes dont l'organisme a besoin : ce sont les micronutriments.

Chaque classe de micronutriments joue un rôle spécifique, comme le dit, de manière imagée, Jean-Marie Bourre[1] :

— les vitamines sont « les auxiliaires vitaux de tous les rouages de la vie »,

— les minéraux et oligo-éléments ont un rôle de « mouches du coche »,

— les acides gras seraient « l'âme des membranes, les piliers du palais »,

— les acides aminés, les « ouvriers de l'usine ».

Ces micronutriments sont à l'origine de très nombreuses réactions biologiques, intéressant les différents systèmes de fonctionnement de l'organisme : système immunitaire, système nerveux, sécrétions hormonales, métabolismes digestifs, osseux, cutanés, musculaires.

Ils interviennent ainsi dans la bonne marche de nos fonctions vitales que sont la respiration, les battements du cœur, la digestion, mais aussi les comportements alimentaires, le sommeil, l'humeur…

Il faut, pour que chacun de ces métabolismes soit correctement effectué, l'intervention de plusieurs de ces nutriments qui agiront ensemble, en synergie. C'est le « principe de l'orchestre » : pour que la musique soit harmonieuse et agréable à entendre, chaque instru-

1. Bourre J.-M., *La Diététique du cerveau*, Odile Jacob, Paris, 1990.

ment doit être présent, en accord avec les autres. Si un seul de ces instruments est défectueux, la mélodie ne sera plus la même.

Nous les trouvons dans les végétaux, mais aussi dans les produits d'origine animale.

Ils représentent notre relation à l'environnement, car la concentration alimentaire en vitamines et minéraux est proportionnelle à celle de la terre sur laquelle poussent ces végétaux que nous consommons directement ou que les animaux ingèrent.

Nos besoins sont, comparés à notre poids total, très petits, en quantité. En revanche, l'absence de l'un d'entre eux est incompatible avec la vie. Ils varient beaucoup d'un individu à l'autre, d'un âge à l'autre, d'une situation à l'autre : un enfant, une femme enceinte, une mère qui allaite, un grand sportif ou une personne âgée auront des besoins totalement différents.

Ils se modifient également en fonction des circonstances particulières de la vie comme une difficulté affective ou professionnelle. Toute situation demandant à l'organisme de fournir une énergie supplémentaire, c'est-à-dire toute situation de stress, sera à l'origine d'une surconsommation de nutriments (magnésium, zinc, vitamine C, vitamine B...).

Différents degrés de stress existent, tels que le deuil d'un parent proche mais aussi un déménagement, un voyage lointain, un changement de vie, une maladie, une intervention chirurgicale ; sans oublier le stress « intérieur » que représentent les difficultés, les obstacles à franchir pour réaliser les objectifs conscients et inconscients que nous nous sommes fixés.

L'équilibre, en matière de nutrition, est donc parfois menacé, avec son cortège de symptômes, tels que nervosité, anxiété, troubles du sommeil, difficultés de concentration avec perte de confiance en soi et troubles du caractère. Ces difficultés, en affectant notre équilibre nerveux, retentissent également sur notre comportement alimentaire, ce qui aggrave les déficiences. Notre équilibre micronutritionnel est alors menacé. La supplémentation, c'est-à-dire la prise de compléments alimentaires, en améliorant l'appétit, contribuera à la récupération rapide de cet équilibre.

Une alimentation variée, avec de bonnes habitudes prises dès l'enfance, représente une aide précieuse dans ces situations difficiles.

Comment fonctionnent les micronutriments ?

Certains micronutriments **favorisent l'action des enzymes** qui sont des protéines servant d'outils pour la bonne marche de chacune de nos cellules. On les appelle des coenzymes. Chaque métabolisme utilise une association de micronutriments. Par exemple, la réponse immunitaire exige l'utilisation presque totale des micronutriments.

D'autres micronutriments peuvent **agir directement** : les vitamines antioxydantes (vitamines E, C et bêta-carotène) permettent de lutter, ensemble, contre les radicaux libres.

L'équilibre micronutritionnel permet donc d'optimiser le fonctionnement de l'organisme d'une part, et d'autre part de le protéger des agressions liées à l'environnement.

Quelles sont les relations des micronutriments avec l'hérédité ?

Les micronutriments influencent l'hérédité : l'expression des gènes, c'est-à-dire la prédisposition à certaines maladies, peut en effet être modulée par la nutrithérapie.

L'ADN, véhiculant notre matériel génétique, inclus dans le noyau de nos cellules, est extrêmement sensible à la toxicité de certaines substances (telles que les radicaux libres), produites lorsque nos moyens de défense diminuent.

Les micronutriments servent en quelque sorte de « bouclier », protégeant le noyau cellulaire de l'attaque des radicaux libres, garantissant ainsi l'intégrité de notre matériel génétique.

Ainsi, l'exemple de la prédisposition aux allergies en est une bonne illustration : dans des conditions de déficience en nutriments « antihistaminiques » – c'est-à-dire en zinc, en magnésium, en vitamine C – la maladie s'exprimera de manière plus aiguë, plus grave que si l'organisme possède les moyens de « compenser » cette fragilité.

Bien sûr, ces déficiences ne sont pas seulement liées au manque d'apport alimentaire, mais aussi souvent à des dépenses particulièrement excessives de ces nutriments. Dans le cas des allergies respiratoires, par exemple, la pollution atmosphérique joue de toute évidence un rôle aggravant en augmentant la dépense de certains micronutriments. Il est possible de contrecarrer ce phénomène à l'aide de traitements ciblés, permettant la neutralisation des différentes substances polluantes : par exemple, le sélénium permet d'éliminer dans les urines les particules de plomb. La vitamine C – aidée de la taurine, de la cystéine, de la méthionine et du zinc – empêche la pénétration cellulaire du plomb et diminue l'irritation bronchique liée à la pollution atmosphérique. Le magnésium accroît l'élimination urinaire des grosses molécules de nombreux polluants.

Que se passe-t-il en cas de carences ?

En cas de carence absolue

La carence absolue en certains micronutriments entraîne des maladies dont la gravité dépend de la durée du déficit.

Quelles sont ces principales maladies ?

Certains de leurs noms vous rappelleront les affections dont souffraient les aventuriers mal nourris :

— scorbut, en cas de carence en vitamine C ;

— pellagre, pour la vitamine PP ;

— béribéri, pour la vitamine B1.

Les enfants mal nourris sont également particulièrement exposés à des maladies spécifiques : marasme et kwashiorkor par carence en lysine, rachitisme par carence en vitamine D, trachome par carence en vitamine A, etc.

En cas de carence relative

La carence relative entraîne des difficultés de fonctionnement de l'organisme, tant chez la femme enceinte que chez l'enfant.

Chez la femme enceinte, par exemple, la déficience en vitamine B9 peut être à l'origine d'une anomalie de la formation du tube neural, où se loge la moelle épinière appelée *spina bifida*. Par ailleurs, on lui attribue certains troubles du comportement du bébé tels que la nervosité, l'irritabilité.

Chez l'enfant plus grand, cette déficience pourra être à l'origine d'une perte de l'appétit, de tics, de bégaiements, de bruxisme (ce sont les enfants qui grincent des dents, en serrant les mâchoires surtout pendant leur sommeil), et engendrer une réponse immunitaire affaiblie avec répétition des épisodes infectieux, par exemple.

Une fois avérée, cette pathologie, liée à la carence, devra être traitée. Un bilan de l'équilibre alimentaire sera effectué, à la recherche des aliments adaptés au traitement de cette carence. Quels sont-ils ? Comment peut-on les introduire dans l'alimentation habituelle ? Comment, et sous quelle forme l'enfant peut-il les apprécier ? Il faudra, le plus souvent, utiliser les compléments alimentaires nécessaires pour « amorcer » cette rééquilibration. Les nouvelles habitudes alimentaires, une fois intégrées, permettront de maintenir le résultat sur le long terme.

À côté des symptômes cliniques de cette carence, il est souvent souhaitable, chez l'enfant, d'évaluer de façon objective l'intensité du déficit, en effectuant des examens biologiques. Il est possible de doser dans le sang tous les nutriments – vitamines, minéraux, protéines – et d'apprécier l'équilibre des acides gras.

Ces analyses ne sont pas toutes de pratique courante. Certains laboratoires spécialisés peuvent être consultés pour cela.

En revanche, le dosage du fer et surtout de la ferritine (qui représente l'état des réserves en fer) est d'une très grande utilité. Une ferritine inférieure à 30 ng par millilitre chez un enfant (50 ng par millilitre chez le nourrisson) est un état préanémique qui nécessite un traitement sous surveillance médicale, avec un sérieux réajustement de l'alimentation.

Le traitement médical sera la supplémentation multiple (plusieurs nutriments) car le déficit en fer n'est jamais isolé. Le fer en effet ne se trouve jamais seul dans les aliments. La carence en zinc lui est forcément associée, ainsi que celle en sélénium, et, souvent, en vitamine B9 et B12.

Les micronutriments

Les vitamines

— Certaines sont faciles à trouver dans la nourriture, à condition de consommer régulièrement des fruits et des légumes, frais ou surgelés. Ce sont les vitamines solubles dans l'eau ou *vitamines hydrosolubles* : les vitamines B, C et le bêta-carotène que nous trouvons essentiellement dans les végétaux, mais aussi dans les viandes, les volailles et les poissons, les céréales.

— D'autres sont plus rares, comme les vitamines A, D, E, K qui font déjà partie, surtout pour les vitamines D et K, des supplémentations courantes chez l'enfant. Elles ont, contrairement aux précédentes, la particularité de pouvoir s'accumuler dans l'organisme, ce qui nécessite de ne pas dépasser les doses recommandées, pour ne pas générer d'effets secondaires négatifs. Ce sont les *vitamines liposolubles*, que nous trouvons dans les produits gras : huiles végétales non raffinées, beurre, crème fraîche, poissons gras, oléagineux.

Les quantités à consommer chaque jour pour se protéger des maladies dues aux carences ont été déterminées par l'Organisation mondiale de la santé. Ce sont les apports quotidiens recommandés (AQR). Il est difficile de les doser dans notre assiette, car de nombreux facteurs influencent leur concentration. Dans un aliment végétal, cette concentration dépend de la richesse en minéraux des terres sur lesquelles il a été cultivé. Dans les produits animaux, elle dépend de la qualité des végétaux qui nourrissent l'animal tout au long de sa vie. La maturité des produits au moment de la cueillette, la durée du stockage avant consommation, les modes de cuisson sont autant de facteurs qui influencent la qualité nutritionnelle des produits alimentaires.

Cependant les quantités à consommer chaque jour doivent être largement supérieures à ces apports quotidiens recommandés, pour optimiser les performances, aider l'organisme à neutraliser les polluants de notre environnement et se prémunir contre certaines maladies, comme les maladies cardiovasculaires, le diabète ou la répétition des infections de la sphère ORL (rhinites, pharyngites, trachéites, laryngites, sinusites, bronchites). De plus, la sédentarité actuelle, qui concerne aussi les enfants, nous oblige à réduire les quantités d'aliments consommés chaque jour. Pour ne pas réduire, dans le même temps, les quantités de nutriments nécessaires à cette optimisation de notre santé, il est donc impératif de choisir les aliments les plus riches en nutriments[1]. Des supplémentations pourront également, par période, améliorer encore nos performances et notre résistance physique et psychique, à court et à long terme.

1. Pour bien choisir les aliments les plus riches en nutriments, on se reportera au chapitre 4 : « Dans quels aliments trouver les nutriments ? ».

• *Les vitamines hydrosolubles (solubles dans l'eau)*

Nous les trouvons donc dans les produits contenant une grande proportion d'eau comme les légumes et les fruits, mais aussi dans les viandes, les poissons, les volailles.

Les vitamines B

Elles sont aussi appelées « vitamines de la sérénité ». Elles ont effectivement un rôle prépondérant dans le système nerveux, car elles aident à la fabrication de ces substances intervenant dans la régulation de l'anxiété et de l'humeur que sont les neuromédiateurs.

Par ailleurs, elles sont à l'origine de la bonne santé des globules rouges par leur activité antianémique, améliorant ainsi les performances physiques et intellectuelles.

Ces huit vitamines ont un métabolisme synergique : par exemple, la carence en vitamine B12 peut bloquer le métabolisme de la vitamine B9...

On les trouve très souvent associées dans les mêmes aliments. Les produits alimentaires les plus riches en vitamines B sont essentiellement les viandes rouges et blanches et surtout les foies de veau, de génisse et de volailles ; les légumineuses, le chou-fleur, les haricots verts, les bananes, les levures présentes dans le pain.

La vitamine B1 ou thiamine

Elle est importante pour la mémoire et intervient dans le métabolisme des sucres, générateur d'énergie.

Les femmes enceintes, les bébés et les personnes atteintes de maladies intestinales peuvent être carencés.

On trouve cette vitamine en petite quantité dans tous les aliments mais surtout dans le pain, les noisettes, le jaune d'œuf, le porc, les huîtres.

La vitamine B2 ou riboflavine

Elle sert à la dégradation (nécessaire à leur assimilation) de certains acides gras et acides aminés, aidée du magnésium, de la vitamine B3 et de la vitamine B6.

Elle a une action de lutte contre les toxiques et améliore l'hydratation de la peau, des muqueuses et des yeux.

On la trouve dans les foies, les champignons, les œufs, le pain.

La vitamine B3 ou vitamine PP ou nicotinamide

Elle est, pour une petite partie, fabriquée dans le tube digestif à partir d'un composant des protéines, le tryptophane. La plus grande partie se trouve dans les aliments.

Elle a un rôle important dans la fabrication d'un neuromédiateur, la sérotonine dont l'insuffisance génère le « syndrome de sérotonine basse ». Ce syndrome associe l'attirance importante et irrésistible pour les aliments sucrés (chocolat, bonbons, gâteaux...), les difficultés d'endormissement et l'irritabilité. La sérotonine a en effet une action inhibitrice de toutes nos pulsions.

Par ailleurs, cette vitamine est couramment prescrite pour traiter les manifestations cutanées de l'allergie au soleil.

La carence, souvent associée à la carence en protéines et en vitamine B 6, est à l'origine de signes cutanés (peau sèche, rugueuse et irritée), de signes digestifs (muqueuses irritées avec douleurs, quelquefois diarrhée), ou psycho-intellectuels (ralentissement de l'activité intellectuelle, pertes de mémoire, etc.).

On la trouve surtout dans le pain, les foies, les germes de blé, le saumon frais.

La vitamine B5 ou acide pantothénique

Elle est le plus souvent utilisée pour la cicatrisation des plaies et des brûlures.

Le lait maternel en est très riche, ce qui explique que les besoins augmentent de façon importante chez la femme qui allaite.

La carence occasionne alors, chez celle-ci, des crampes et des contractures musculaires.

Les aliments les plus riches sont les levures, les foies, les viandes, les volailles et les poissons, ainsi que les produits laitiers.

La vitamine B6 ou pyridoxine

Elle intervient dans de nombreux métabolismes : celui des acides aminés, des acides gras, des sucres et de l'hémoglobine.

Elle améliore, par ailleurs, l'équilibre immunitaire.

Les femmes sont très sujettes à la déficience, car les œstrogènes augmentent les besoins en vitamine B6, notamment pendant la grossesse. Les signes de carence maternelle sont essentiellement des symptômes nerveux et psychiques tels que la nervosité, l'irritabilité, l'anxiété, prenant l'aspect d'une dépression, pendant la grossesse ou après l'accouchement.

La vitamine B6 a une action stimulant la synthèse de la cystine, qui intervient dans la bonne santé de la peau et des cheveux.

On pourra donc observer, en cas d'apports insuffisants, une chute de cheveux, une altération de la qualité des ongles, des problèmes de régulation de la séborrhée (peau plus grasse, avec irritations, acné), une altération de la qualité de la circulation sanguine par accumulation d'homocystéine (phlébites).

Les besoins du fœtus pendant la gestation sont très importants et peuvent épuiser les réserves maternelles. Ceux du nouveau-né, puis du nourrisson, également très importants, nécessitent des apports maternels substantiels pendant toute la durée de l'allaitement.

La carence profonde pourra se manifester, chez le tout-petit, par des convulsions. D'où l'importance de cette vitamine B6 dans les laits adaptés.

En cas de déficience plus légère, on notera déjà une nervosité, une anxiété, des « tensions », physiquement décelables, telles que des pleurs fréquents, des troubles du sommeil ou des raideurs musculaires.

Les aliments les plus riches en vitamine B6 sont les viandes de porc et d'agneau, les foies, les germes de blé, les noix. Viennent ensuite les viandes de bœuf, de veau, de mouton et de poulet, ainsi que certains fruits, en particulier les bananes.

La vitamine B8 ou biotine

Elle intervient dans de nombreuses réactions enzymatiques concernant surtout le métabolisme des acides gras, celui des sucres et de certains acides aminés.

Les signes de carence intéressent essentiellement la peau et les muqueuses favorisant la survenue de mycoses. Les femmes enceintes peuvent aussi être victimes de crampes musculaires améliorées par la prise de compléments alimentaires.

La dermite des enfants nourris au sein semble être en relation avec un lait pauvre en vitamine B8 par insuffisance des apports maternels. En effet, les besoins augmentent de façon très importante tout au long de la grossesse, en rapport avec l'augmentation de la croissance fœtale. À la naissance, les taux maternels sont plus bas que ceux du bébé, avec de grandes variations interindividuelles.

Les aliments les plus riches sont les levures, les foies, les œufs, mais aussi les haricots, les lentilles.

La vitamine B9 ou acide folique

Elle intervient dans le système nerveux comme cofacteur de la synthèse des neuromédiateurs, ainsi que dans le métabolisme des globules rouges.

La carence entraîne une anémie secondaire. Cette carence est plus fréquente que celle des autres vitamines B.

Les femmes en période d'activité génitale, ainsi que les prématurés et les enfants, en période de croissance, sont principalement concernés.

Les signes les plus évocateurs sont neuropsychiques, avec nervosité, anxiété, irritabilité. À noter aussi les troubles de l'attention, de la mémorisation, le manque de confiance en soi, corrélé à un sentiment de dévalorisation de type dépressif.

Chez l'enfant on notera, en outre, un ralentissement du rythme des acquisitions psychomotrices et intellectuelles, associé, le plus souvent, à une réduction de la sociabilité.

Par ailleurs, la supplémentation maternelle en vitamine B9 dans la période pré-conceptionnelle joue un rôle déterminant dans la prévention du *spina bifida*, maladie du bébé liée à l'absence de fermeture, pendant la grossesse, du canal médullaire (où se trouve logée la moelle épinière). Cette maladie est caractérisée par des paralysies des membres supérieurs ou inférieurs.

Cette supplémentation est d'autant plus importante que la pilule contraceptive, prise longtemps avant le début de la grossesse, prédispose également à la carence maternelle.

Les sources naturelles de vitamine B9 sont végétales et animales, mais l'assimilation est plus importante dans les produits animaux où elle résiste mieux à la cuisson. En effet, elle disparaît plus vite dans l'eau de cuisson des légumes.

On la trouve en bonne quantité dans les levures ainsi que dans les foies, les volailles, les bananes, les haricots.

La vitamine B12 ou cobalamine

Elle a deux pôles d'activité, dont l'un est connu depuis longtemps : le rôle anti-anémique expliquant son utilisation chez les enfants, en période de croissance, et chez les adolescents.

Elle a par ailleurs un rôle important dans les fonctions du système nerveux : elle sert de cofacteur dans la synthèse des neuromédiateurs.

La carence entraîne une anémie particulière avec des globules rouges qui deviennent trop grands, car ils ne peuvent être renouvelés régulièrement dans leur lieu de fabrication habituel, la moelle épinière.

Sur le plan nerveux, on peut observer un état dépressif latent, avec diminution des capacités de concentration et de mémorisation, ralentissement du rythme des acquisitions psychomotrices et intellectuelles.

On ne la trouve que dans les produits d'origine animale : viandes, volailles, poissons, crustacés, œufs. Une alimentation strictement végétarienne est donc forcément carencée en vitamine B12.

La vitamine C ou acide ascorbique

Elle a la particularité d'être très fragile : ainsi, elle ne résiste pas à la cuisson et s'oxyde à l'air.

Ses rôles sont considérables :

— antioxydant puissant, elle protège l'intégrité des membranes cellulaires et favorise le bon fonctionnement de l'ADN du noyau cellulaire ;

— elle participe à la fabrication de l'un des neuromédiateurs, la noradrénaline, améliorant ainsi l'éveil, l'attention, l'esprit de décision ;

— elle aide au bon fonctionnement du système immunitaire (en diminuant la fréquence et l'intensité des infections et en améliorant le terrain allergique), de la respiration, de la cicatrisation cutanée et osseuse (en cas de fracture) ;

— elle améliore l'équilibre nerveux en favorisant un bon rythme veille-sommeil. Elle diminue les manifestations d'hyperexcitabilité. Les troubles du sommeil qui lui ont été attribués ne sont justifiés que pour une toute petite partie de la population (moins de 1 %), particulièrement sensible.

On la trouve surtout dans les fruits acides : agrumes (oranges, citrons, pamplemousses), fraises, framboises, cassis, fruits exotiques. Les fines herbes, le persil, les pommes de terre nouvelles en contiennent des quantités non négligeables.

Les réserves de l'organisme sont faibles – environ 1 500 g – et vite consommées, à l'occasion d'une infection virale saisonnière, d'un excès de pollution, atmosphérique ou tabagique.

La supplémentation est sans aucun effet secondaire gênant, même à fortes doses, puisque l'organisme est capable d'éliminer les quantités non utilisées. La seule contre-indication est l'excès de fer, en relation avec une maladie, appelée hémochromatose, qui est une maladie métabolique, caractérisée par l'accumulation du fer (ferritine très élevée).

• *Les vitamines liposolubles (ou vitamines solubles dans les graisses)*

La vitamine A ou rétinol

Elle a une action stimulante sur le système immunitaire, permettant d'atténuer la gravité de certaines maladies infectieuses, mais elle est aussi connue pour son rôle important dans la vision et l'adaptation à la vision nocturne. Elle intervient dans la bonne santé de la peau et des muqueuses. Elle est utilisée dans le traitement de l'acné.

Chez l'enfant, en synergie avec le zinc, elle favorise la croissance en taille, grâce à son rôle stimulant de la multiplication cellulaire.

On la trouve dans l'huile de foie de morue, les foies d'animaux, les œufs crus, les sardines, le beurre.

Mais la vitamine A peut être toxique à fortes doses, chez la femme enceinte, le bébé et l'enfant. En excès dans les premiers mois de la grossesse, elle peut être à l'origine d'anomalies du développement fœtal. Chez le tout-petit, les fortes doses peuvent occasionner la survenue de vomissements avec céphalées.

À faible dose, elle n'est pas contre-indiquée et s'impose, au contraire, chez l'enfant.

En revanche, le *bêta-carotène* (qui est une provitamine A) ne présente aucune toxicité et se transforme dans l'organisme en vitamine A en fonction des besoins. Ses propriétés antioxydantes, supérieures à celles de la vitamine A, lui donnent un rôle protecteur puissant, en réduisant la fabrication de radicaux libres. Il diminue ainsi l'agression des membranes cellulaires (les radicaux libres « attaquent » directement les membranes de la cellule et de son noyau) en protégeant les acides gras polyinsaturés d'origine alimentaire de la peroxydation. Il garantit ainsi la bonne santé des membranes cellulaires, leur intégrité ainsi que celle de l'ADN des chromosomes situés dans son noyau.

On trouve le bêta-carotène dans les fruits et les légumes, avec un taux de concentration plus forte lorsqu'ils ont une couleur soutenue (potiron, carottes, mais aussi épinards, brocolis…), dans certains poissons tels que le saumon, dans les crevettes, le jaune d'œuf et le poulet.

La vitamine D ou calciférol

Elle est administrée de façon systématique chez les enfants et les nourrissons, dans les pays peu ensoleillés, en prévention du rachitisme.

Elle a un rôle capital dans l'ossification, en augmentant la fixation du calcium et du phosphore.

D'autres actions tout aussi importantes lui sont attribuées : elle participe à la concentration de calcium dans le lait maternel, au transport du calcium dans le placenta vers le fœtus, à la maturation des globules blancs, favorisant ainsi la réponse immunitaire.

Elle permet également le bon fonctionnement musculaire.

À l'adolescence, les besoins augmentent avec la vitesse de la croissance. Il est démontré que les jeunes filles en période pubertaire constituent leurs réserves définitives de calcium. Il est donc important de les aider à se constituer un bon « capital osseux », en proposant des suppléments de vitamine D, tout en surveillant les apports de calcium. On diminue ainsi le risque d'ostéoporose après la ménopause, maladie invalidante par les fractures successives qu'elle occasionne.

Les aliments en contiennent très peu, sauf l'huile de foie de morue dans laquelle elle est associée à la vitamine A. Elle est surtout fabriquée dans la peau, sous l'effet des rayons ultraviolets.

La vitamine E ou tocophérol

Elle joue un rôle capital dans la défense antioxydante de l'organisme, en synergie avec la vitamine C, le bêta-carotène, le sélénium.

Elle protège les membranes cellulaires, en empêchant leur dégradation, due à l'oxydation des acides gras organiques.

Par ailleurs, elle contrôle l'hyperactivité des plaquettes sanguines dangereuses, surtout chez l'adulte, favorisant l'athérosclérose et la thrombose.

À la naissance, le bébé carencé peut souffrir d'une « jaunisse » – ictère cutané et muqueux – correspondant à la libération d'un pigment, la bilirubine, par lyse des globules rouges. Les enfants prématurés doivent être supplémentés pour éviter qu'une anémie ne s'installe. Les enfants sont très exposés au déficit en vitamine E. Leurs réserves sont d'autant plus faibles qu'ils sont plus jeunes et que leur vitesse de croissance est rapide.

Les signes de carence les plus évocateurs sont la faiblesse musculaire – pouvant aller jusqu'à la perte de coordination des mouvements et de l'équilibre du corps – et l'atteinte de la rétine. Lorsque la carence est plus légère, elle atteint le système immunitaire, favorisant le développement de phénomènes inflammatoires et allergiques.

On la trouve dans les huiles végétales qu'elle protège du « rancissement ». Elle est très concentrée dans l'huile de germe de blé, un peu moins dans les autres huiles végétales.

Elle est aussi plus intéressante dans les oléagineux (noix, noisettes, amandes) que dans les poissons gras.

Les légumes verts en contiennent très peu, de même que les œufs et les produits laitiers.

La vitamine K ou phylloquinone

Elle intervient surtout dans les mécanismes de coagulation sanguine.

Par ailleurs, selon une découverte récente, elle améliore la minéralisation osseuse, en jouant sur le métabolisme des acides aminés qui fixent le calcium.

On constate très peu de déficits d'une manière générale. En effet une partie de cette vitamine est élaborée par les bactéries de la flore intestinale tandis que l'autre est apportée par certains aliments, tels que les choux, les choux-fleurs, les brocolis, les épinards et les salades vertes. La choucroute est la préparation alimentaire qui en contient le plus.

En revanche, il est habituel de supplémenter le nouveau-né allaité car le lait maternel ne contient pas de vitamine K. En outre, le tube digestif du bébé ne peut pas en fabriquer, en raison de son immaturité.

Les oligoéléments et les minéraux

Ce sont les métaux dont notre corps a besoin. Ils se trouvent dans les terres de culture. Nous les trouvons dans les végétaux que nous mangeons directement ainsi qu'à travers les produits d'origine animale. La différence entre minéraux et oligoéléments est quantitative.

Les minéraux sont, dans notre organisme, en quantité plus importante. Il s'agit du calcium, du phosphore, du potassium, du soufre, du chlore et du magnésium. Les oligoéléments sont le fer, le zinc, le fluor, l'iode, le sélénium, le manganèse, le cuivre, le plomb, l'aluminium. Quelle que soit leur concentration, leur rôle est considérable.

Le calcium

Le calcium est très important dans la composition de l'os.

L'équilibre des apports alimentaires est capital tout au long de la vie, avec des périodes décisives :

— *La grossesse*, avec la constitution du squelette du bébé, essentiellement au cours du dernier trimestre. Les besoins sont alors multipliés par deux (c'est-à-dire 2 g par jour).

— *L'allaitement,* qui utilise 1 000 mg par litre de lait, nécessite une alimentation maternelle contenant 2 à 3 g de calcium par jour.

— *L'enfant* pendant toute sa croissance a des besoins variables en fonction de son âge : de 400 mg par jour chez le nourrisson à 1 200 mg par jour chez l'adolescent.

— *L'adulte* a des besoins qui diminuent à 900 mg par jour, pour revenir avec le vieillissement à des taux plus importants de 1 200 à 1 500 mg par jour.

Le calcium a des effets « excitateurs » sur le fonctionnement cellulaire.

La présence de magnésium diminue, de manière positive, ces effets du calcium (rôle sédatif du magnésium).

À l'inverse, l'excès de phosphore empêche le calcium d'être efficace.

La bonne santé de l'os dépend donc des apports en calcium mais aussi en magnésium et en phosphore. Des apports satisfaisants en zinc, en vitamine B6 et en vitamine C sont également nécessaires.

Les aliments les plus riches en calcium ne sont pas forcément ceux qui améliorent le mieux le statut en calcium de l'organisme, puisqu'il est nécessaire que ce calcium soit bien assimilé. Il semble que, dans les fromages et les laitages (en dehors des laits fermentés), il puisse être moins bien utilisé par l'organisme en raison de la présence d'acides gras saturés qui ne sont pas, par ailleurs, sans inconvénient. En outre une partie de la population est intolérante aux produits laitiers, en raison d'une insuffisance d'activité de la lactase, enzyme permettant la digestion du sucre contenu dans ces produits, le lactose.

Il ne faut donc pas négliger les autres sources d'apports de calcium comme certaines eaux minérales, les oléagineux (surtout les amandes) et les légumes de la famille des crucifères (choux – y compris sous forme de choucroute –, choux-fleurs, brocolis, radis, navets).

Les aliments trop riches en phosphore, comme les sodas, diminuent l'assimilation du calcium. Il en est de même du café dont l'excès peut faire baisser les réserves de l'organisme en calcium et en magnésium.

Le magnésium

Le magnésium, quant à lui, contribue, à tous les niveaux de l'organisme, à créer et à stimuler l'énergie, en activant environ trois cents enzymes.

C'est un excellent sédatif nerveux et un bon antispasmodique. Par ses effets antioxydants, il participe à la bonne santé des membranes cellulaires et améliore donc les échanges entre chaque cellule.

Il est, en outre, nécessaire à l'intégrité de la double hélice de l'ADN qui porte l'information génétique.

Les symptômes d'insuffisance en magnésium varient de la tétanie latente – lorsque le déficit est installé depuis longtemps – au simple inconfort respiratoire (ressemblant à une crise d'asthme) ou digestif (crampes intestinales, vomissements vésiculaires par atonie). Les symptômes les plus fréquents, chez les femmes enceintes, sont l'anxiété, avec la sensation de « boules », la voix fatigable, l'oppression thoracique, des tremblements avec sensation anormale de picotements ou de fourmillements. Les maux de tête, les vertiges, l'asthénie matinale peuvent aussi en être les symptômes.

Son importance est capitale pendant la grossesse, car il favorise aussi la bonne nutrition du bébé pendant sa vie intra-utérine et diminue le risque d'accouchement prématuré en régularisant la motricité du muscle utérin.

Chez l'enfant, il favorise un bon équilibre nerveux, améliore les réactions allergiques ainsi que certains déséquilibres nutritionnels, en augmentant l'énergie (surtout chez les enfants sportifs).

Il stimule l'immunité en protégeant les cellules de l'agression de polluants, qu'ils soient alimentaires ou respiratoires.

La supplémentation en magnésium présente quelques difficultés, qui sont liées aux sels qui portent cet oligoélément. En effet, ces sels ont le plus souvent une action irritative, à plus ou moins long terme, sur la muqueuse intestinale. Il semble que le pidolate et surtout le glycérophosphate de magnésium soient les moins irritants. Par ailleurs, l'assimilation du magnésium, comme celle des autres oligoéléments, est extrêmement lente, justifiant souvent la longueur des traitements.

On trouve le magnésium surtout dans les germes de blé, le cacao, le chocolat à croquer, les amandes, les haricots secs, le pain complet, les noisettes, les noix, le yaourt, certaines eaux minérales.

Le fer

Le fer joue un rôle fondamental par sa présence à l'intérieur du globule rouge.

La carence en fer est très fréquente chez les jeunes femmes, en raison des cycles menstruels, s'aggravant lors de la grossesse, en raison de la grande consommation de fer liée à la croissance cellulaire du fœtus.

Chez l'enfant, les besoins sont proportionnels à la vitesse de leur croissance.

Les symptômes de carence sont liés à l'incapacité du globule rouge, « rétréci », à transporter l'oxygène dans les différents tissus. L'essoufflement, la fatigue avec de gros « coups de pompe », la baisse de tension artérielle, en sont les signes caractéristiques.

Il faut signaler, par ailleurs, le rôle des réserves en fer dans la synthèse des neuromédiateurs et donc leur implication déterminante dans l'équilibre nerveux (sommeil, appétit, anxiété, irritabilité, mémoire, concentration).

L'enfant carencé en fer devient plus agité, plus anxieux, avec des difficultés de concentration, de mémorisation ; celles-ci sont à l'origine souvent d'une baisse des performances scolaires, d'un ralentissement des acquisitions psychomotrices. Le sommeil pourra en être altéré : l'enfant aura alors des difficultés d'endormissement, une agitation nocturne et des cauchemars.

Cette carence est fréquente chez l'enfant. À la naissance, le bébé possède les réserves en fer qui lui ont été transmises pendant sa vie intra-utérine. À six mois, il aura épuisé son « stock ». Par la suite, seule l'alimentation pourra reconstituer ces réserves, indispensables au bon fonctionnement de son organisme.

Le lait de la mère contient des quantités intéressantes de fer, à condition que les réserves en fer de l'organisme maternel soient suffisantes. Il a l'avantage d'être mieux assimilé par l'enfant que celui qui est ajouté aux laits adaptés.

L'introduction, dès l'âge de six mois, de protéines animales (viandes maigres, poissons, volailles) est donc justifiée, surtout si l'enfant est nourri au lait artificiel. Le fer contenu dans ces aliments est assimilé à 25 %, contre 10 %, pour les formes médicamenteuses (compléments alimentaires, fer ajouté aux aliments, aux laits). La consommation de fruits et de légumes, en raison de leur teneur en vitamine C, améliore encore l'absorption intestinale du fer.

Les aliments les plus riches en fer, dit héminiques, c'est-à-dire participant à la composition de l'hémoglobine, sont, par ordre décroissant : le boudin noir, les foies de bœuf ou les lentilles, les huîtres, le foie de veau, la viande de bœuf, le poulet, le lapin, la dinde, la pintade, les poissons, les haricots et les pois secs.

Le sélénium

Le sélénium est l'oligoélément dont les besoins sont les plus réduits (1/10 de mg par jour) et son absence peut être lourde de conséquences. Mais, attention, l'excès générera aussi des maladies sérieuses telles que des problèmes digestifs aigus, de type diarrhée grave (en cas d'intoxications aiguës), des symptômes musculaires, nerveux et oculaires (en cas d'intoxication chronique).

Son rôle essentiel est en effet d'être protecteur des radicaux libres par action sur une enzyme, la glutathion peroxydase. Il diminue l'incidence du cancer.

On le trouve essentiellement dans les huîtres mais aussi dans les foies de poulet et de bœuf, dans le homard, les viandes, les poissons, les champignons, l'oignon, les pommes de terre.

Le zinc

La carence en zinc a la particularité de diminuer le goût et l'odorat, donc l'appétit. Elle aura pour conséquence un déséquilibre alimentaire en relation directe avec l'absence de goût.

Chez la femme enceinte, cette carence peut occasionner des malformations fœtales ainsi que la prématurité de l'accouchement.

Chez l'enfant, la déficience en zinc réduit les facultés d'apprentissage.

Elle peut aussi, de façon importante, retentir sur l'équilibre du système immunitaire.

Par ailleurs, il est à noter, à l'intention des pères, que le zinc améliore la fertilité.

Le zinc sert de coenzyme, indispensable au fonctionnement de l'enzyme delta 6 désaturase, qui mène à la fabrication de certains acides gras (GLA, EPA et DHA) à partir des graisses alimentaires oméga 6 et oméga 3. Par cette action, il assure l'hydratation cutanée et le bon fonctionnement du cerveau. Il est utilisé de façon intéressante comme anti-inflammatoire dans l'acné ou comme antihistaminique dans les allergies.

L'aliment le plus riche est l'huître. On en trouve aussi dans le foie de canard, les haricots secs, les crevettes, les oléagineux.

Les acides aminés

Les acides aminés sont les composants des protéines : une vingtaine d'entre eux est utilisée par l'organisme. Huit d'entre eux, neuf chez l'enfant, ne peuvent être synthétisés par l'organisme. Ce sont les « acides aminés indispensables » ou « essentiels » : la lysine (dont les besoins sont beaucoup plus importants chez l'enfant que chez l'adulte), le tryptophane, la méthionine (remplaçable par la cystéine), la valine, l'isoleucine, la leucine, la phénylalanine et la thréonine. Chez le tout-petit, on ajoutera l'histidine.

Pour qu'une protéine alimentaire soit efficace, il faut qu'elle contienne ces huit acides aminés essentiels. On parle alors de « haute valeur biologique ». Tel est le cas de la protéine du blanc d'œuf qui sert de référence dans le domaine. Lorsqu'il manque un seul des acides aminés essentiels, les autres acides aminés sont moins efficaces. On parle de facteur limitant.

Seules les protéines animales sont de haute valeur biologique. Les protéines végétales sont toutes déficitaires en un acide aminé essentiel, ce qui implique en pratique la nécessité d'associer les différents aliments protéinés. Trois acides aminés peuvent être limitants : le tryptophane, la lysine, la méthionine (remplaçable par la cystéine). Le lait de vache ne contient pas de cystéine. La lysine est déficitaire dans les céréales, la méthionine dans les légumineuses.

Il est donc recommandé de varier au maximum les sources de protéines, dans un même repas ou sur plusieurs jours. La teneur en protéines des différents aliments varie en fonction des sources : les protéines animales contiennent entre 15 et 25 % de peptides (chaînes courtes d'acides aminés) ou de polypeptides (chaînes plus longues). Les laitages en contiennent entre 5 et 10 %, les céréales entre 8 et 12 %, les légumineuses et les oléagineux entre 20 et 25 %.

Tout déséquilibre dans les apports en protéines peut avoir des conséquences graves pour la santé, surtout celle du cerveau. Effectivement, sous l'influence de notre déterminisme génétique, utilisant les différentes hormones de l'organisme, les protéines alimentaires permettent la fabrication de tissus, ceux des muscles surtout, d'organes mais aussi de substances indispensables au fonctionnement du système nerveux : précurseurs d'hormones (hormones thyroïdiennes), de neuropeptides (neuromédiateurs aux diverses fonctions : neuromodulatrice, neuromédiatrice, hormonale), d'acides nucléiques qui déterminent d'une part la structure des gènes, d'autre part leur mode d'expression.

Les besoins en protéines de l'enfant sont supérieurs à ceux de l'adulte. De la naissance à l'âge de deux mois, ils sont quatre fois plus importants. La forte exigence en lysine des enfants explique les états de malnutrition, dans les pays tropicaux. Chaque état physiologique nécessite des besoins spécifiques en qualité. La digestibilité des protéines conditionne leur efficacité : les hydrolysats de protéines sont des protéines prédigérées très nutritives.

En revanche, les cuissons produisent certaines réactions chimiques, appelées réactions de Maillard. Si ces réactions ont un effet favorable sur le goût et l'odeur des viandes ou poissons, elles diminuent leur qualité nutritionnelle en modifiant la qualité des protéines alimentaires.

Les besoins quotidiens sont évalués à 15 % de la ration journalière, avec 50 % de protéines végétales et 50 % de protéines animales. Chez le tout-petit, dont les besoins sont supérieurs, la ration est à adapter à ses capacités digestives.

Les acides gras[1]

Certains acides gras sont indispensables au fonctionnement de nombreux métabolismes. Ils ne peuvent être fabriqués dans l'organisme et doivent donc impérativement faire partie de nos aliments.

1. *Cf.* Lexique pour la définition des acides gras (pages 217-236).

Selon leurs caractéristiques chimiques, on distingue trois groupes d'acides gras :

— les acides gras polyinsaturés : ceux de la série oméga 3 présents dans les graisses des poissons gras, les huiles de noix et de colza, et ceux de la série oméga 6 que nous trouvons dans les huiles de tournesol, de maïs, de pépin de raisin ;

— les acides gras monosaturés contenus dans l'huile d'olive, l'huile de colza, les graisses d'oie et de canard ;

— les acides gras saturés présents surtout dans les viandes grasses, les laitages, l'huile d'arachide.

• *Les acides gras polyinsaturés*

Il s'agit de l'acide linoléique et de l'acide alphalinolénique, tous deux essentiels :

— L'acide linoléique (acide gras de la série oméga 6) est transformé, dans l'organisme, en acide gamma linoléique (GLA), puis en acide arachidonique.

On trouve directement le GLA dans les huiles d'onagre et de bourrache, qui ne sont pas des produits de consommation courante, mais peuvent être prescrites sous forme liquide ou en gélule. L'utilisation de ces huiles est très utile lorsqu'il existe des carences en zinc et en vitamines du groupe B qui diminuent les capacités de l'organisme à fabriquer le GLA et l'acide arachidonique.

On peut trouver directement l'acide arachidonique dans les graisses des viandes.

— L'acide alphalinolénique (acide gras de la série oméga 3) est transformé dans l'organisme en EPA et DHA.

Les graisses des poissons gras apportent directement l'EPA et le DHA à l'organisme.

Ces acides gras ont des effets protecteurs de la santé. Ils protègent l'organisme des maladies inflammatoires, allergiques, ainsi que des maladies auto-immunes comme le psoriasis, le diabète, la sclérose en plaques.

• *Les acides gras monoinsaturés*

Il s'agit de l'acide oléique dont une petite partie peut être fabriquée dans l'organisme mais en quantité insuffisante. Les aliments qui en contiennent sont l'huile d'olive et les graisses des volailles (canard et oie).

Ils sont protecteurs de la santé, en diminuant chez l'adulte la fréquence des maladies cardiovasculaires.

Chez l'enfant comme chez l'adulte, ils ont un effet bénéfique en protégeant les acides gras polyinsaturés de l'oxydation.

• *Les acides gras saturés*

Il s'agit des acides palmitique et stéarique. Nous en consommons trop. Ils favorisent le surpoids, les maladies cardiovasculaires, ainsi que les maladies inflammatoires.

Mais les carences profondes en acides gras essentiels ont un retentissement notable sur le fonctionnement intellectuel, ainsi que sur le comportement de l'enfant. Elles peuvent être à l'origine d'une altération grave du fonctionnement cérébral puisque ces acides gras représentent 30 % des acides gras du cerveau.

Chez le bébé, la carence en DHA diminue les facultés d'adaptation à des situations nouvelles et altère les conductions nerveuses de la rétine, avec baisse de l'acuité visuelle.

Les besoins en acides gras polyinsaturés sont donc très importants dans la période néonatale.

Seul, le lait de mère les apporte en équilibre parfait.

Éveiller le goût pour équilibrer ces apports en nutriments

Certaines règles, valables pour l'adulte, le sont aussi pour les enfants : la nutrition est régulée par le besoin et la faim. La satiété est la perception par le cerveau de la satisfaction de ces besoins. Ce sentiment de bien-être est en relation avec le plaisir de se nourrir. Savoir apprécier tous les aliments nécessite une éducation. Les habitudes alimentaires se créent tout au long de la vie, mais, dès l'enfance, l'aliment est perçu de manière positive ou négative. Comme le souligne Jacques Puisais, « si nous ne naissons pas égaux face au goût, l'éducation et l'art de vivre contribuent grandement au développement du goût de l'enfant et du futur adulte ».

La saveur du sucré est innée. Dès la naissance et tout au long de la vie, les mamans l'ont bien compris, il sera très facile d'apprécier les aliments sucrés. Mais le goût est bien, comme le dit Hervé This, une « sensation synthétique globale » qui fait intervenir plusieurs sens : le **goût**, qui est la perception des saveurs, l'**odorat**, qui permet de percevoir les odeurs et les arômes, mais aussi la **vue** qui apprécie les couleurs, le **toucher** ou sensations tactiles.

La palette des saveurs est infinie et nécessite un apprentissage. Dès les premiers mois de la vie, la stimulation des sens (vue, odorat, goût…) permettra d'utiliser les neurones spécialisés à cet effet. Il est donc capital de multiplier ces stimulations dans la prime enfance. Bien sûr, il sera toujours possible d'établir des connexions entre les neurones existants ; c'est pourquoi, nous pourrons, tout au long de notre vie, améliorer, affiner et entretenir ces apprentissages.

À la naissance, le lait maternel est idéal pour cette éducation au goût. Seule sa température est constante. D'un jour à l'autre, d'une tétée à l'autre, en fonction des aliments consommés, son goût varie, utilisant déjà les compétences cérébrales du bébé au niveau gustatif.

Plus tard, l'enfance est encore une période très privilégiée pour apprendre à utiliser ses sens : la vue, pour percevoir la couleur, la forme, la brillance des aliments ; l'odorat, pour capter les odeurs que l'aliment dégage en chauffant ou en cuisant : odeur douce de certaines herbes ou plus forte de certaines épices ; l'ouïe attentive à tout ce qui se croque ou qui craque ; le toucher pour connaître la texture des aliments : douceur et souplesse d'une pêche ; rugosité et dureté d'une pomme de terre crue, recouverte de sa peau.

Éduquer l'enfant à apprécier les différentes saveurs, c'est lui proposer des aliments dont la préparation stimule toutes ces sensations, qui, une fois développées, seront recherchées toute la vie. Comme le dit si bien Jean-Marie Bourre, « le succès réside dans la gastronomie, mais la performance de l'adulte est le résultat de la préparation et de l'entraînement de l'enfant ».

Si nous sommes « condamnés » pour raison de bonne santé à manger équilibré, seul le plaisir de se nourrir permettra à l'enfant et au futur adulte d'accéder à la plus grande diversité alimentaire.

Deuxième partie

LA NUTRITHÉRAPIE, SELON CHAQUE ÂGE DE LA VIE

Une démarche dynamique

Le médecin tient compte, pour établir le bilan nutritionnel de l'enfant, de différents critères (son âge, sa courbe de croissance, son tempérament), de son état de santé, son environnement socio-affectif, bref, de sa dynamique propre.

Des besoins spécifiques en fonction de l'âge

Les besoins de l'enfant sont différents de ceux de l'adulte ou de la personne âgée. Ils sont plus importants, car son organisme est en pleine évolution, les cellules se renouvelant rapidement. Ce rythme varie en fonction de l'âge : dans la première année, il est beaucoup plus rapide que dans les années suivantes. Au moment de la puberté, les modifications importantes du fonctionnement de l'organisme, associées à une croissance en taille qui s'accélère à nouveau, créeront des besoins encore différents.

Dans le respect de ces besoins individuels, les mamans resteront très attentives à l'alimentation de leur enfant. Il peut arriver qu'elles soient désespérées lorsque celui-ci refuse de se nourrir correctement car elles pressentent bien que, s'il ne mange pas suffisamment, sa santé peut en pâtir. Cette angoisse maternelle est donc bien fondée. En revanche, elle doit être canalisée, sous peine de déstabiliser le comportement alimentaire de l'enfant. Inutile, par exemple, de chercher à nourrir nos enfants avec excès, de forcer, de menacer. Il est sûrement plus efficace et plus épanouissant d'inciter, de donner envie, de susciter le plaisir, encore faut-il être bien informé des nécessités liées à leur croissance. Pour donner d'utiles conseils aux parents, dans chaque chapitre de l'ouvrage, on reprendra donc ces besoins spécifiques en relation avec les différentes périodes de la vie de l'enfant.

Le tempérament de l'enfant : une donnée importante

En fonction de son tempérament, l'enfant aura des besoins nutritionnels différents.

Ce tempérament varie forcément d'un enfant à l'autre : certains ont des besoins beaucoup plus importants aux niveaux psychologique et émotionnel (enfants hypersensibles), d'autres au niveau musculaire (parce qu'ils vont se dépenser beaucoup plus), d'autres au niveau digestif (enfants gourmands).

Pour examiner les besoins spécifiques en fonction de ces différents types d'enfants, la classification du Dr René Bourdiol nous paraît intéressante. Au début de sa vie, l'embryon se compose de trois tissus : l'*ectoderme*, qui donnera naissance à la peau et au système nerveux, le *mésoderme* qui donnera le tissu musculaire, et l'*endoderme* qui sera à l'origine du développement du tube digestif. En fonction de la prépondérance de l'un ou l'autre de ces tissus, nous pouvons de façon caricaturale décrire trois tempéraments d'enfant :

— L'*ectodermique*, c'est l'enfant nerveux, anxieux, hyperémotif, celui qui mange sans grossir parce qu'il assimile et brûle ses calories. Il grandit beaucoup et reste tout mince, il a parfois une santé fragile sur le plan immunitaire et émotionnel. On dit qu'il est « phosphorique », car il « carbure », il n'arrête pas de penser, de réfléchir, d'envisager l'avenir, il a une certaine forme de maturité. On dit aussi qu'il est « nerveux », parce que, à l'occasion d'un événement qui l'aura un peu plus impressionné, il va développer des insomnies, une nervosité, une anxiété exagérées. Comment le calmer ? Il aura besoin de plus de féculents que d'autres et pourra en manger davantage sans pour autant prendre trop de poids. Les féculents amélioreront le fonctionnement de ses neuromédiateurs, c'est-à-dire l'aideront à être plus calme et à trouver un sommeil réparateur.

— Le *mésodermique*, lui, va sans cesse courir et sauter. Il est tout en muscles (alors que le précédent était tout en nerfs). Il est naturellement très sportif, plutôt turbulent. Son besoin d'activités physiques mérite d'être canalisé par la pratique régulière du sport, les aliments riches en vitamine C et en magnésium l'aideront à être en meilleure forme.

— L'*endodermique* est un enfant qui ne pense qu'à manger et adore cela : il sera donc tenté de faire des excès. C'est le « digestif », le lymphatique, qui aura plaisir à manger et, de ce fait, mangera peut-être trop. Il risque beaucoup plus que les autres de prendre trop de poids d'autant plus qu'il n'est pas très sportif et hésite, par exemple, lorsqu'il doit monter les escaliers à pied... Il lui faudra une alimentation pauvre en féculents mais suffisamment riche en protéines en fruits et en légumes, pour améliorer son dynamisme.

Tenir compte de la psychologie de l'enfant

Alimenter un enfant est intimement lié à la notion d'amour. L'un ne va pas sans l'autre.

L'expérience du repas, à tout âge, est le résultat d'une lutte entre une dépendance (être nourri) et une indépendance (se nourrir). Comme dit le Dr Brazelton, l'indépendance doit gagner sur la dépendance. La difficulté n'est pas mince, d'autant plus que l'inconscient des parents est habité par leurs propres expériences passées au niveau alimentaire. En fait, un enfant, en bonne santé et aimé dans sa famille, ne se laissera pas mourir de faim. Dans l'anorexie infantile, effectivement, l'enfant refuse de prendre ses repas à table mais grignote entre les repas, souvent en cachette. C'est sa façon de montrer son indépendance : « Je choisis seul mes aliments. »

Par ailleurs, le plaisir de l'enfant à se nourrir est aussi une donnée importante. Lui apprendre à apprécier différentes saveurs, avec patience (la patience peut s'exercer au fil des jours puisque l'équilibre alimentaire s'évalue sur une semaine) et amour, garantit son bien-être actuel et futur. C'est une façon de l'aider à grandir, de le valoriser, de le responsabiliser. Quelques règles simples : ne jamais forcer, respecter les goûts qui peuvent changer très souvent, revenir, répéter, insister, sans jamais imposer ; donner envie en montrant l'exemple. Attention, nos enfants nous imitent !

3

La grossesse

Le médecin témoigne

Les parents d'Émilie : des géniteurs attentifs à leur propre santé
J'ai reçu en consultation Isabelle et Franck qui ont eu des problèmes de santé, après un grand voyage en Afrique. Ils étaient épuisés, déprimés, ayant peur d'avoir contracté une maladie. Après un examen clinique et biologique, le traitement nutrithérapique, associé à la rééquilibration nutritionnelle, leur a permis de reprendre un rythme de vie normal, en relation avec un meilleur état de santé. L'optimisme retrouvé, ils ont envisagé d'avoir leur premier bébé, une petite Émilie superbe qui est née sans problème, bébé « modèle », avec, rapidement, un bon rythme de croissance. Aujourd'hui, elle a quatre ans, habite au Danemark et, quand je la revois, chaque année, je constate qu'elle est en excellente santé. Les petites maladies habituelles, inévitables chez les enfants, ne prennent jamais chez elle une allure dramatique. Des traitements simples sont le plus souvent suffisants pour guérir rapidement. Par ailleurs, Émilie possède un excellent appétit et un bon sommeil. Ses parents ont bien compris les règles de l'équilibre nutritionnel, les ont appliquées pour eux-mêmes et en ont fait profiter Émilie.

Le cas de Valérie, journaliste : une future mère très active
Valérie vient en consultation vers le cinquième mois de sa grossesse. Journaliste, elle a une profession qui l'oblige à être très active et à voyager beaucoup. Elle a déjà des contractions qui l'inquiètent, avec un col de l'utérus qui, pour l'instant, reste bien fermé. L'échographie montre un bébé qui semble trop petit.
Elle circule en voiture, en avion et même parfois en moto ! Évidemment ces déplacements répétés trop souvent multiplient les risques

d'accouchement prématuré et contribuent à réduire le poids du bébé. Je lui conseille de prendre le train au lieu de la voiture, d'éviter l'avion autant que faire se peut et de faire l'effort de se nourrir correctement, en fonction de ses besoins et de ceux de son bébé. En effet, cette future maman travaille beaucoup et reconnaît qu'elle prend peu de temps pour manger, abuse des sandwichs pris sur le pouce et n'a pas le courage, le soir, de se faire un vrai repas. Après un bilan nutritionnel, nous nous rendons compte qu'elle manque d'apports en protéines, en fer, en zinc et en calcium. Je lui conseille donc d'équilibrer ses menus, de prendre le temps de déjeuner tranquillement, tout en continuant à travailler. Cette rééquilibration nutritionnelle, assortie de compléments alimentaires ciblés, l'aidera d'une part à être plus efficace dans son travail et, d'autre part, à mener à bien sa grossesse. Son bébé est né à terme, pesant 3 kg et en excellente santé.

Le magnésium, pour éviter l'éclampsie

Nathalie vient me voir, en début de grossesse. Elle a déjà fait l'expérience d'une première grossesse difficile. Cette fois les problèmes s'annoncent, dès le départ. Au troisième trimestre, tout d'un coup, la tension monte. Le risque de cette hypertension de fin de grossesse est l'éclampsie c'est-à-dire une sorte de tétanie qui survient au moment de l'accouchement. L'éclampsie est favorisée par les déficiences en zinc, en magnésium, en vitamine B et en fer. La rééquilibration alimentaire ainsi que les suppléments peuvent aider les femmes enceintes dès le début de la grossesse. Les femmes qui ont de l'hypertension en fin de grossesse peuvent avoir un bébé plus petit car les vaisseaux sont contractés, donc le placenta est plus petit et le bébé moins bien nourri. À la naissance, ces bébés seront susceptibles d'avoir plus facilement des difficultés de santé. Correctement alimentée et bien suivie en nutrithérapie, au cours de cette deuxième grossesse, Nathalie a finalement accouché d'un petit Adrien, d'un poids correct.

Des questions qui reviennent souvent

Certaines questions reviennent souvent dans le cabinet du médecin. On reconnaîtra, dans certaines d'entre elles, le poids des traditions et des idées toutes faites. Un peu de bon sens est nécessaire pour une alimentation à la fois variée, suffisante et la plus saine possible.

Faut-il « manger pour deux » ?

Manger pour deux, c'est-à-dire doubler les quantités d'aliments, est un mauvais principe qui risque de conduire vers une prise de poids, bien difficile à contrôler par la suite.

Que penser des « envies » de la femme enceinte ?

Les fameuses envies des femmes enceintes ont une origine sûrement psychologique, liée à l'autorisation qu'elles se donnent dans cette situation particulière de se faire plaisir. Attention, car elles peuvent concourir à déséquilibrer l'alimentation.

L'enfant aimera-t-il plus particulièrement les aliments absorbés par sa mère, pendant la grossesse ?

Certaines femmes croient que leur enfant aime tel aliment – les fraises, par exemple – parce qu'elles en ont beaucoup mangé pendant leur grossesse. Il y a une sorte de fierté du fait que son enfant a un peu de soi-même : ce sentiment n'est pas mauvais en soi car il crée un lien entre le bébé et la mère. Mais cette appétence de l'enfant pour tel ou tel mets, privilégié pendant la grossesse, n'est pas encore expliquée physiologiquement.

La future mère peut-elle continuer à fumer ?

Il est déconseillé de continuer à fumer pendant la grossesse. Pourquoi ? L'élément nocif dans le tabac est la nicotine qui va déclencher une décharge d'adrénaline, laquelle a un effet vasoconstricteur : une des conséquences en est la diminution de la taille des vaisseaux du placenta qui vont nourrir le bébé. Ces bébés seront beaucoup plus petits à la naissance et ne rattraperont leur retard que très lentement, contrairement aux enfants prématurés qui récupèrent en général très vite leur poids normal après la naissance.

La santé de l'enfant se joue bien avant la naissance

La santé de l'enfant se joue avant même la conception. Elle passe par la santé des deux parents, comme on a pu le voir avec les parents d'Émilie.

Les deux parents sont concernés

Le surmenage, le déséquilibre alimentaire, le tabagisme, sont l'apanage aujourd'hui des deux sexes. Si nous nous référons aux résultats des dernières expérimentations à ce sujet, il semble que les cancers de l'adulte soient plus fréquents chez ceux dont les parents ont fumé. En effet, le tabac va augmenter les dépenses de vitamine C et autres nutriments antioxydants, provoquant des dégâts cellulaires. L'ADN, porteur du matériel génétique, pourra ainsi être lésé. Les lésions non réparées par les systèmes naturels de l'organisme donneront des mutations dont le nombre augmentera avec l'âge et l'intensité de l'intoxication. Les messages codés portés par l'ADN seront déviés, pouvant engendrer de nombreuses maladies : perturbations immunitaires, allergies, inflammations… Une bonne prise en charge nutritionnelle et nutrithérapique aidera les futurs parents à transmettre, en quelque sorte, à leurs enfants le meilleur d'eux-mêmes. Les trois mois qui précèdent la conception sont importants : c'est la période nécessaire pour préparer la santé et l'équilibre du futur bébé.

Le futur papa

Les examens de dépistage des infections sexuellement transmissibles ont été effectués lors d'examens médicaux antérieurs. La prédisposition personnelle ou familiale à certains problèmes de santé sera un moyen de repérer les risques pour le bébé. La profession, qui peut exposer à des polluants spécifiques, sera prise en compte. Les habitudes alimentaires, ainsi que l'hygiène de vie, compléteront ce bilan : le père a-t-il des activités sportives, fume-t-il, etc. ? Les conseils alimentaires seront donc personnalisés. Les nutriments, comme la vitamine C, le bêta-carotène, le sélénium, le zinc, feront l'objet d'une supplémentation adaptée aux besoins.

La future maman

Les examens médicaux seront pratiqués pour repérer l'immunisation contre les maladies tératogènes, comme la toxoplasmose ou la rubéole. D'autres maladies infectieuses, dangereuses pour le bébé, seront écartées (sida, hépatites). L'examen mettra en évidence certains signes de déficience nutritionnelle, comme une peau sèche ou au contraire trop grasse, une chute de cheveux, des ongles cassants ou dédoublés. D'autres symptômes, comme une nervosité, une anxiété exagérée, des troubles du sommeil, une fatigue générale seront autant d'indicateurs de l'équilibre micronutritionnel. Il semble que généralement les femmes soient souvent carencées en fer, en vitamines B et zinc. La consommation de pilules contraceptives, dans les années qui précèdent la grossesse, aggrave les déficits en vitamines B6, B12 et B9. Dès le début de la grossesse, le bébé est nourri par osmose dans l'utérus maternel, si bien que certains déficits de la muqueuse utérine peuvent donner des anomalies du développement fœtal. Il en est ainsi du déficit en vitamine B9, à l'origine d'une malformation qui survient pendant le développement de l'embryon : le *spina bifida*. Ces inconvénients peuvent être prévenus par la rééquilibration nutritionnelle et la supplémentation adaptée aux déficits.

Pendant la grossesse

Concilier vie active et grossesse

Les femmes enceintes ont aujourd'hui davantage besoin d'être suivies médicalement car elles font partie de ces premières générations de femmes qui travaillent autant que les hommes, parfois plus, avec d'importantes responsabilités au niveau professionnel. Elles ont également parfois, de par ce mode de vie, une alimentation déséquilibrée, comme le montre le cas de Valérie, évoqué ci-dessus. Elles n'échappent donc pas au phénomène moderne de « déstructuration » alimentaire. Difficile de prendre le temps de s'arrêter, de souffler à l'heure du déjeuner. La vie de bureau, où l'on grignote beaucoup, ne favorise pas la régularité de la prise des repas ni leur équilibre, sauf lorsque la cantine de l'entreprise est bonne.

La vie sédentaire, la pauvreté des aliments disponibles, le manque de temps pour les préparer, le désir de garder sa ligne sont autant de facteurs qui n'aident pas au bon équilibre nutritionnel. En réduisant les aliments, parfois, on réduit ceux qui seraient utiles à notre santé. Cela est aussi nocif que de trop manger.

Il semble donc nécessaire de consommer au maximum des calories « pleines » (pleines de nutriments) plutôt que des calories « vides » (qui contiennent très peu de nutriments). On trouvera, par exemple, ces calories « pleines » dans les yaourts, les choux-fleurs, l'huile d'olive, les oléagineux, les fruits secs… et les « vides » dans les barres chocolatées, les biscuits secs, les sodas, etc.

Les nutriments nécessaires pendant la grossesse

Pendant cette période, la surveillance nutritionnelle doit être menée, d'une part en veillant au bon équilibre alimentaire et, par ailleurs, en supplémentant dans les nutriments les plus utiles. Les trois trimestres de la grossesse correspondent à des besoins différents. Le premier est marqué par les nausées, une des difficultés plus ou moins importantes de cette période.

Réduire les nausées

Avoir un bon équilibre nutritionnel, dans les trois mois qui précèdent la conception, diminue la fréquence des nausées du début de la grossesse. Cette perturbation, en dehors du désagrément qu'elle procure, peut être ennuyeuse pour le bon développement du bébé. En effet, avant que le placenta ne soit formé, dans les trois premiers mois de la grossesse, l'enfant va se nourrir par osmose : les vitamines passent directement des tissus maternels dans les tissus du bébé.

De même, ces mamans qui mangent moins parce qu'elles sont nauséeuses ont tendance à maigrir, et l'enfant dans ces cas-là peut être, lui aussi, moins bien nourri. En compensation, il est nécessaire de proposer des compléments alimentaires. Il est important de ne pas commencer une grossesse avec une carence en fer qui ne peut aller qu'en s'aggravant, avec pour conséquence l'anémie, entraînant vertiges, baisse de tension, troubles du sommeil, fatigue…

Les nausées de la grossesse peuvent être très gênantes, au point de nécessiter l'hospitalisation pour alimenter la future mère de façon artificielle (sonde gastrique, perfusion…).

Des besoins impératifs en nutriments chez la mère et le fœtus

Le Pr Jean-Michel Lecerf de l'Institut Pasteur de Lille a réalisé une étude sur la nutrition des femmes enceintes. Il a mis en évidence qu'elles consommaient des aliments riches en calories mais pas assez riches en vitamines. Les vitamines déficitaires étaient les vitamines B1, B2, B6, B9, B12, C, le bêta-carotène, le magnésium et le calcium.

De cette étude il résulte que les consommations en fruits et légumes, en laitages et en protéines animales semblent être insuffisantes. En revanche, les apports de calories « vides » sont augmentés ; ils comportent les produits sucrés et/ou les produits gras, avec un excès de graisses saturées.

Le métabolisme de la grossesse nécessite par lui-même des quantités importantes de vitamines B6, B9, B12 et de magnésium

Les insuffisances d'apport en magnésium favorisent l'apparition de l'hypertension artérielle de la grossesse et augmentent la fréquence du « faux » travail[1] et de la tétanie de l'accouchement. Dans le premier trimestre de la grossesse, le magnésium améliore la nutrition du bébé et donc sa croissance staturo-pondérale. Chez la mère, le magnésium diminue la fréquence des nausées et des crampes musculaires, celle des caries, du déchaussement dentaire ainsi que de l'ostéoporose.

Les apports en vitamine B6 améliorent la tolérance maternelle au glucose et diminuent la fréquence du diabète gestationnel[2]. Cette vitamine évite les troubles de l'humeur, par son action antidépressive, car elle intervient dans le métabolisme de la sérotonine et du système GABA[3]. Par ailleurs, elle améliore le score d'Apgar[4] (score de vitalité cardiaque et respiratoire du bébé à la naissance).

Les déficits en vitamines B6, B9, B12 augmentent la fréquence des avortements spontanés et des fausses couches à répétition.

Les besoins en fer

Ils sont très importants tout au long de la grossesse avec un pic au dernier trimestre. Les carences provoquent l'anémie maternelle : baisse de tension artérielle, vertiges, essoufflement à l'effort, troubles du sommeil et fatigue, avec comme retentissement le risque d'un retard de croissance intra-utérin pouvant générer chez le bébé des difficultés cardiaques et respiratoires dans les premiers jours, après la naissance.

---

1. Faux travail de l'accouchement : contractions utérines de fin de grossesse ne déclenchant aucun mécanisme d'accouchement.
2. Diabète gestationnel : diabète de la femme enceinte qui apparaît pendant la grossesse et disparaît à l'accouchement.
3. *Cf.* Lexique.
4. *Cf.* Lexique.

La carence en fer est souvent associée à la carence en zinc

Le déficit en zinc augmente la fréquence des avortements spontanés. Le zinc assure de bonnes défenses anti-infectieuses du bébé. Sa carence diminue la fabrication de protéines et de lipides, entraînant la réduction du poids total du cerveau du bébé.

Ces besoins en fer et en zinc de la future mère sont satisfaits essentiellement par les apports de viande, de poisson, de protéines, en général.

Les besoins en calcium

Les aliments riches en vitamine C favorisent leur assimilation.

Si les besoins en fer et en zinc sont très importants dès le départ, le calcium, lui, est très important au dernier trimestre de la grossesse pendant lequel les besoins sont de 2 g par jour, correspondant à ce qui est utilisé par le bébé pour le développement de son squelette.

La vitamine D

Elle améliorera l'assimilation de ce calcium. La supplémentation s'avère alors nécessaire pour éviter l'utilisation des réserves osseuses de la mère et le risque d'ostéoporose après la naissance.

Les aliments nécessaires pendant la grossesse

Prendre de bonnes habitudes alimentaires

S'il faut considérer la grossesse comme un état naturel, le plus souvent bien vécu par les futures mamans, c'est tout de même une période particulière pendant laquelle il n'est pas interdit d'apprendre à s'occuper de soi, en veillant par exemple à son mode d'alimentation. Les effets d'une alimentation un peu appauvrie par rapport à celle de nos ancêtres et ceux d'une vie de femme un peu trop active peuvent faire apparaître quelques carences à traiter par la nutrithérapie. Chaque future maman est un cas particulier à supplémenter en fonction des besoins constatés.

Pendant cette période qui lui laisse un peu de temps disponible, la femme enceinte a tout intérêt à remettre en question ses comportements alimentaires, à prendre dans ce domaine de saines habitudes. Pourquoi ne pas découvrir, dans les menus qui suivent, un parcours gustatif personnel, en veillant à l'équilibre alimentaire journalier et hebdomadaire ?

Ces menus sont adaptés à la grossesse mais ils peuvent aussi convenir à des adultes qui souhaitent découvrir de nouvelles saveurs, tout en retrouvant une heureuse sensation de bien-être et de dynamisme. Alors, vive les légumes et les fruits frais, même si la manière de les accommoder prend un peu plus de temps que la rapide consommation de produits industriels !

Les gestes culinaires ainsi retrouvés seront imités ensuite par les enfants, dans une forme d'éducation implicite et intuitive. Nul doute qu'à leur tour, devenus adultes, ils essaieront de retrouver, en les réinventant les recettes et les saveurs de leur enfance.

Quels sont les impératifs alimentaires de la grossesse ?

Les impératifs alimentaires, jusqu'à l'accouchement, sont guidés par les besoins du fœtus, liés à l'extrême rapidité de son développement. Dès le début de la grossesse, le bébé devient prioritaire par rapport à l'organisme maternel. Tout contribue à l'harmonisation de son développement, de sa croissance et de sa maturation. Les réserves maternelles seront mises à rude contribution au point, quelquefois, d'être épuisées.

Les vitamines

La rapidité d'assimilation des vitamines facilite la supplémentation. Dans l'alimentation, les vitamines sont essentiellement apportées par les fruits, à consommer trois fois par jour, sous forme de fruits frais (au minimum un fruit par jour), de jus ou de compote.

Deux ou trois légumes sont conseillés à chaque repas pour optimiser la concentration en vitamines.

Les minéraux

Les minéraux – fer, zinc, magnésium, calcium – sont à trouver dans les oléagineux, les eaux minérales, les yaourts, les fruits et les légumes, les viandes, les poissons et les volailles.

Les acides gras

Les acides gras polyinsaturés. Parmi les acides gras, il convient de privilégier ceux qui sont polyinsaturés, à ne pas dégrader par une cuisson trop forte.

Les huiles végétales – colza, soja, noix, à consommer sans modération – ne doivent pas être chauffées. L'huile d'olive peut servir à faire cuire les aliments : on les fera mijoter de préférence.

Les poissons gras : quand ils sont frais, ces poissons seront à choisir en fonction de la saison, de préférence « pêchés en mer ». Les poissons surgelés sont souvent d'une qualité excellente.

On privilégiera les cuissons douces : ne pas saisir, faire cuire à feu doux, utiliser les papillotes, les marinades, les courts-bouillons à feu éteint.

Les acides gras saturés. On réduira la consommation des viandes grasses, des fromages gras, de la crème fraîche et du beurre cuits ainsi que des viennoiseries qui « alourdissent » sans être énergisantes.

On se méfiera également des plats tout préparés, souvent trop gras.

Les acides aminés

Privilégier les aliments d'origine animale (viandes, poissons, volailles), maigres car plus concentrés en protéines de bonne qualité. On se souvient que les protéines complètes, c'est-à-dire contenant les huit acides aminés essentiels, sont à l'origine de fabrications tissulaires ainsi que de fabrication d'hormones et de neuromédiateurs. De plus c'est dans ces aliments que l'on trouve le fer, le zinc, les vitamines B12…

Au dîner, on pourra associer légumineuses et céréales pour avoir un apport complet en acides aminés indispensables.

Pour réaliser cet équilibre, il conviendra d'organiser les repas, en respectant quelques règles simples de bonne conduite alimentaire. Des exemples de menus vous aideront à concrétiser ces notions importantes.

Comment organiser les repas ?

Au petit déjeuner

— yaourt nature (de préférence au bifidus),
— 150 ml de lait de soja enrichi en calcium ou lait demi-écrémé,
— céréales non sucrées ou pain au levain,
— beurre ou fromage de chèvre, en fonction de ses goûts,
— fruits ou compote de fruits (sans sucre) ou jus de fruits frais (orange, citron, pamplemousse pressés) ou jus de fruits du commerce (100 % jus de fruits, sans sucre).

Au déjeuner

— légumes ou crudités ou bien un mélange des deux. Assaisonner à volonté avec, au choix, poivre, sel, vinaigre, citron, moutarde, ail, herbes, etc.,

— 1 à 2 cuillères à café d'huile végétale vierge de première pression à froid (huiles de noix, soja ou colza à consommer froides ; huile d'olive pour cuire à feu doux),

— 150 g à 200 g de viande maigre (bœuf ou veau)[1] ou volaille : maigre ou grasse (poulet, canard, dinde, etc.), ou lapin, ou poisson maigre (cabillaud, merlan, sole, lotte, lieu) ou gras (saumon, truite de mer, flétan, hareng, carrelet, bar, rouget, barbet). (*NB* : les fruits de mer – huîtres, moules, coquilles Saint-Jacques, crevettes, bulots –, bons pour la santé de l'adulte, sont à déconseiller crus pendant la grossesse),

— fruits frais ou compote de fruits peu sucrée.

Au dîner

— légumes variés (cuits à la vapeur ou bouillis), entre 200 et 300 g (pesés cuits) ;

— environ 100 g de féculents (pesés cuits) : pâtes, riz ou légumes secs ou pommes de terre ;

— 100 à 150 g de viande maigre ou volaille ou poisson (maigre ou gras) ;

— 2 cuillères à café d'huile végétale (olive, noix, soja ou colza) ;

— yaourt nature ;

— fruits frais, compote de fruits ou jus de fruits.

Se donner des règles de bonne conduite alimentaire

1. Ne pas sauter de repas.

2. Associer fibres et protéines à chaque repas.

3. Si le besoin s'en fait sentir, prendre une collation entre deux repas. La collation idéale est d'associer au moins deux des propositions suivantes :

— un yaourt nature ou du lait de soja enrichi en calcium ou un yaourt au soja ;

---

1. Dans les viandes, le maigre est loin des côtes. Ainsi, dans le bœuf, le steak haché, le rosbif, le gîte sont des morceaux maigres ; par contre, la côte de bœuf ou l'entrecôte sont des morceaux nettement plus gras.

— du pain au levain ou 30 g à 50 g de céréales non sucrées (flocons) ;

— des oléagineux : une poignée de noix, noisettes, amandes ;

— un fruit frais ou de la compote de fruits ou des fruits secs.

4. Boire un litre d'eau minérale ou tisane chaque jour.

5. Varier au maximum les aliments : les viandes, les poissons, les légumes, les fruits.

6. Cuire les viandes ou les poissons sans graisse ou à l'huile d'olive (faire mijoter de préférence).

7. Ne pas saisir ni griller les aliments[1]. Cuire, surtout les poissons, au court-bouillon, à feu éteint (mettre le poisson cru dans le court-bouillon froid, porter doucement à l'ébullition et mettre aussitôt hors du feu) ou à la vapeur ou en papillotes (au four, à feu doux).

8. Consommer, si possible :

— des poissons gras, deux à trois fois par semaine ;

— 3 légumes chaque jour dont un cru ;

— 3 fruits chaque jour dont un cru ;

— des œufs, de préférence biologique (au maximum 5 par semaine) à cuire absolument[2] ;

— des yaourts chaque jour ;

— des huiles végétales chaque jour (noix, olive, colza).

9. Consommer des protéines, le matin et à midi, est dynamisant. Des sucres lents, au coucher, aident à s'apaiser et à mieux trouver le sommeil.

10. Alterner lait de vache, lait de soja enrichi au calcium ou lait d'amandes. Savourer les fromages de temps en temps plutôt que les consommer au quotidien. Supprimer le beurre et la crème cuits.

Prévoir des menus équilibrés

Ces menus, prévus pour les femmes enceintes, sont aussi adaptés pour la période de l'allaitement. Ils pourront également convenir aux repas familiaux, au quotidien, par la suite.

---

1. La cuisson douce est moins « gastronomique » mais meilleure pour la santé.
2. La cuisson des œufs permet d'éviter la contamination – rare mais ennuyeuse – par les salmonelles.

Au dernier trimestre de la grossesse, la femme enceinte ajoutera un yaourt ou du fromage blanc ou du fromage de chèvre, à chaque repas.

(Les recettes de plats marqués d'un * sont présentées à la fin du chapitre.)

REPAS DU MIDI

— Caviar d'aubergines
— Escalope de dinde, coupée finement, revenue sur un fond de légumes : courgettes, tomates, ail, herbes de Provence, sel, poivre
— Riz blanc, parfumé à l'estragon
— Compote de fruits frais de saison

— Carottes râpées, citron, huile d'olive, sel, poivre
— Brocolis cuits vapeur ou micro-ondes : 1 cuillère à café d'huile d'olive ou de noix, sel, poivre
— Steak grillé (bavette, poire, etc.), haché ou non
— 100 g de pâtes
— Salade de fruits frais

— Salade composée : tomates, poivrons, concombres, champignons, pommes de terre. Jambon ou blanc de volaille coupés en dés. Un œuf dur coupé. Assaisonnement : sel, poivre, moutarde, huile d'olive
— Un yaourt
— Ananas frais en tranches

— Foies de volaille tièdes sur lit de mâche, assaisonnés à l'huile d'olive, sel, poivre, vinaigre
— Rosbif, haricots verts
— 100 g de pommes de terre
— Salade de fruits frais

REPAS DU SOIR

— Couscous (semoule de blé cuite à la vapeur) et poulet (*)
— Un yaourt
— Salade de fruits frais parfumée à la menthe douce

— Salade composée (*)
— Salade d'orange parfumée à la fleur d'oranger

— Lentilles aux carottes et aux oignons (*)
— 100 g de filet de cabillaud et purée de persil (*)
— Un yaourt
— Fruits de saison

— Taboulé (*)
— 100 g de saumon mariné au citron vert ou cuit en papillote
— Un yaourt
— Salade de fruits au coulis de framboises fraîches mixées (*)

RECETTES

Caviar d'aubergine

Cuire pendant une heure au four une aubergine jusqu'à éclatement de la peau. Récupérer la chair d'aubergine en retirant la peau. Écraser à la fourchette. Y incorporer sel, poivre, vinaigre, moutarde, huile d'olive. Garnir avec un demi-oignon blanc coupé en fines lamelles et une tomate coupée en rondelles.

Couscous

Recouvrir le couscous d'eau fraîche et l'égoutter rapidement. Assaisonner en milieu de cuisson avec un mélange d'eau (1/2 verre), sel, 2 cuillères à café d'huile d'olive. Laisser cuire 15 mn à la vapeur (sans couvrir).
Légumes variés (courgettes, carottes, oignons, potiron), cuits à feux doux dans de l'eau avec du gros sel ou à la vapeur. Y mettre ou non une pincée de piment fort.
Déguster ce couscous avec 100 g de poulet.

Salade composée

Poivrons, tomates, concombres, avocats, riz blanc ou complet froid, mozzarella ou fromage de chèvre, deux œufs durs. Assaisonnement à volonté : vinaigre, moutarde, échalotes, herbes de Provence. Deux cuillères à café d'huile d'olive ou de noix.

Lentilles aux carottes et aux oignons

Mettre à cuire pendant une demi-heure, dans l'eau assaisonnée de gros sel, 60 g de lentilles, une carotte, un oignon, un bouquet garni, sel et poivre. Assaisonner en fin de cuisson à l'huile d'olive ou de noix. Servir froid avec un filet de vinaigre balsamique.

La purée de persil pour accompagner le filet de cabillaud

Pour réaliser cette purée : laver le persil et le faire cuire dans très peu d'eau salée. L'essorer et le mixer puis l'arroser de son eau de cuisson. Parfumer à l'huile de noix ou y incorporer une cuillerée de fromage blanc.

Taboulé

Recouvrir le couscous d'eau froide. Laisser reposer une minute. Égoutter au maximum. Couper en petits morceaux concombres, oignons frais, tomates, persil, menthe fraîche. Assaisonner à volonté de vinaigre et/ou de citron, y ajouter deux cuillères à café d'huile d'olive. Laisser au réfrigérateur deux à trois heures avant de servir.

Le taboulé peut être accompagné de 100 g de saumon mariné au citron vert ou cuit en papillote.

Salade de fruits au coulis de framboises fraîches mixées

Laver et couper 5 fraises, 5 framboises, 5 fraises des bois. Mixer une dizaine de framboises pour faire le coulis, à verser sur les fruits. Garnir et parfumer à l'aide de quelques feuilles de menthe fraîche.

4

La première année

LE NOUVEAU-NÉ

Le médecin témoigne

Nathalie apprend à nourrir son enfant au sein
Nathalie vient d'avoir son premier bébé. Elle découvre la joie d'être mère et, en même temps, les premières difficultés de jeune maman. Elle a pris la décision d'allaiter Thomas mais elle est inquiète : il pleure beaucoup entre les tétées. Il semble ne pas arriver à équilibrer sommeil et appétit. Elle doit le garder dans les bras une bonne partie de la journée. A-t-elle assez de lait ? Son lait est-il assez nourrissant ? Elle se sent fatiguée. Pourtant, la grossesse et l'accouchement se sont déroulés normalement.

En l'interrogeant, je me rends compte que Nathalie se nourrit maintenant de produits simples, « faciles » à consommer : pain, fromage, jambon, fruits… Elle ne prend pas le temps de se faire de bons petits plats.

Après son accouchement, on a détecté une carence en fer. Elle prend, bien sûr, des comprimés de fer.

Je lui explique que son allaitement sera plus facile si elle a un bon équilibre nutritionnel. Lorsqu'une maman est anémiée après un accouchement, son équilibre alimentaire doit être modifié, en même temps que la prise de compléments adaptés.

Dans le cas de Nathalie, les apports protéinés ainsi que les apports de vitamines et de minéraux sont insuffisants. Bien sûr, le calcium qu'elle trouve dans les fromages est important, mais cela ne suffit

pas. Il faut y adjoindre de la vitamine D et des produits riches en magnésium.
Lorsque l'équilibre nutritionnel maternel sera meilleur, le bébé sera plus serein. En attendant, je lui conseille de mettre Thomas au sein, en fonction de son rythme de sommeil, de ne pas le réveiller et de respecter un écart d'au moins deux heures entre chaque tétée ; de lui proposer de téter dix minutes à chaque sein, pour éviter les crevasses et les engorgements ; d'appliquer des solutions d'oligo-éléments sur les mamelons, après chaque tétée, tout en massant pour décongestionner.
Après dix à quinze jours, l'allaitement deviendra ce qu'il devrait toujours être, c'est-à-dire un plaisir et un épanouissement partagés, sans crispation ni inquiétude.

Faut-il privilégier l'allaitement maternel ?

Aujourd'hui il semble que seulement 35 % des mamans allaitent leur bébé. Le problème se situe souvent au niveau social. On leur a conseillé, au cours des dernières décennies, de donner plutôt le biberon. Pour cela, on a mis au point des laits maternisés et amélioré le matériel, tel que les biberons et les tétines. Le modèle idéal de la femme active, souhaitant rester jeune et mince, a également renforcé cette pratique et détourné les mères de l'allaitement au sein.

Une mère a besoin d'être motivée pour allaiter son enfant. La préparation à l'allaitement doit se faire pendant la grossesse. 95 % des mères arrivent à la maternité en ayant décidé ou non d'allaiter. Après l'accouchement, une fièvre élevée due à la montée de lait ou une césarienne, par exemple, ne sont pas des contre-indications à l'allaitement. Si les mamans ne sont pas très « convaincues », on les entend souvent dire, par exemple : « Je n'y arriverai pas, mon lait n'est pas suffisant. »

Il faut savoir, d'un point de vue nutritionnel, que le lait dit « maternisé », si raffiné soit-il, n'offre pas les mêmes qualités que celui de la mère. De plus, il retarde l'éducation du goût qu'il convient de commencer le plus tôt possible, dans l'intérêt même de la santé, présente et future, de l'enfant.

Les jeunes mamans se posent des questions

Allaiter mon bébé au sein ne va-t-il pas me faire grossir et déformer ma poitrine ?

On décourage les jeunes mamans en leur disant qu'elles vont perdre leur allure de jeune femme alors que cela est faux ! Elles pensent par exemple que leur poitrine va tomber parce qu'elles allaitent, qu'elle va se flétrir, s'« avachir »… Elles ont peur de ne pas perdre leur poids tout de suite. En fait, toutes les accumulations de graisse pendant la grossesse, autour des seins et autour du ventre, sont là pour permettre d'avoir du lait. La mère qui allaite perdra ces réserves de graisse beaucoup plus vite que celle qui n'allaite pas.

Est-il bon de boire de la bière pour avoir du lait ?

La bière a la réputation d'aider les mamans à produire plus de lait. Cela n'a pas été prouvé. La bière contient une quantité non négligeable d'alcool qui n'est pas excellente pour le bébé. Il vaut mieux que la mère équilibre son alimentation et qu'elle boive suffisamment. Aussi privilégiera-t-elle les fruits et les légumes pour leur richesse en eau et les boissons chaudes ou froides : eaux minérales, thé, tisanes, jus de fruits frais, lait demi-écrémé…

Puis-je fumer quand l'enfant est né ?

Le tabac produit des radicaux libres qui sont extrêmement toxiques pour la santé de la mère et de l'enfant. La nicotine n'est pas excellente dans le lait. De plus, il n'est pas conseillé de faire respirer la fumée de cigarette au bébé. Les études sur les parents fumeurs et le tabagisme passif l'ont bien montré. En effet, les bébés nés de parents fumeurs sont extrêmement fragiles au niveau ORL. Ils ont, plus souvent que les autres, des otites et des rhumes qui mettent en échec tous les traitements préventifs, classiques ou homéopathiques.

La mère qui allaite transmet-elle à son enfant des anticorps ?

Pendant la grossesse, la mère transmet certains anticorps, appelés immunoglobulines qui permettent à l'enfant d'avoir une meilleure immunité. À la naissance, le lait maternel protège des entérocolites (infections intestinales) fréquentes à cet âge-là, par sa richesse en immunoglobulines. Cette immunité appelée « passive » persistera en diminuant très lentement jusqu'à six mois. À partir de l'âge de six mois, le bébé devra fabriquer ses propres anticorps contre les agressions microbiennes. La maturation de ce système immunitaire est lente puisqu'elle ne se terminera qu'à l'âge de huit ans.

Mon enfant sera-t-il plus intelligent s'il est bien nourri ?

L'équilibre nutritionnel maternel conditionne la santé physique mais aussi l'éveil du bébé à la naissance. Les apports en zinc sont déterminants pour son fonctionnement intellectuel de même que les apports en fer, vitamines, oligo-éléments et minéraux. Soulignons l'importance de l'équilibre des acides gras essentiels. Bien sûr, la stimulation, l'affection, l'attention sont aussi fondamentales. Sans elles, les neurones, même en bonne santé, ne se mettraient pas « en marche ».

Le lait maternel, un aliment idéal

L'alimentation du bébé doit être équilibrée en macro- et micronutriments pour favoriser la bonne santé physique et psychique, ainsi qu'un développement harmonieux. Quoi de mieux, pour assurer cet équilibre, que l'allaitement maternel, à la naissance ! Effectivement, le lait de la mère est idéal puisqu'il contient des quantités de nutriments adaptées aux besoins de l'enfant.

Les protéines

Ce sont des protéines de petit poids moléculaire, faciles à digérer pour le bébé, contrairement aux protéines que l'on trouve dans les laits artificiels à base de protéines du lait de vache. Les protéines du lait maternel, moins concentrées, sont très facilement assimilables par l'organisme du bébé. Elles sont « parfaites » puisqu'elles contiennent les neuf acides aminés indispensables. Ces acides aminés sont capitaux pour le bon développement de l'intelligence.

Les graisses

Concernant les graisses, le lait maternel est idéal. C'est le seul aliment pour bébé qui présente un bon équilibre entre les différents acides gras essentiels : acide linoléique et acide alphalinolénique.

Des études récentes ont montré l'importance de ces acides gras pour le système nerveux et le cerveau de l'enfant, constitués essentiellement d'acides gras polyinsaturés.

Dans ces études, les enfants nourris avec une alimentation équilibrée en acide arachidonique (acide gras de type oméga 6) et en acide cervonique ou DHA (acide gras de type oméga 3)[1] ont des facultés d'adaptation beaucoup plus rapides dans des situations nouvelles ainsi qu'une meilleure acuité visuelle.

On sait aussi que les apports équilibrés en acides gras polyinsaturés ont des effets anti-inflammatoires, antiallergisants et protecteurs du cancer. Elles rendent donc les humains, petits et grands, beaucoup plus résistants à toutes les agressions, qu'elles soient psychoémotionnelles ou physiques.

Le sucre

Le sucre du lait maternel est le lactose. Pour être efficace, ce lactose doit être scindé en glucose et galactose. Cette opération est effectuée par une enzyme, la lactase, contenue dans le lait maternel. Cette opération est d'une importance capitale puisque le glucose est l'aliment essentiel du cerveau. Il doit être apporté de façon permanente : trois heures après une tétée, on considère que le nouveau-né est « à jeun », c'est-à-dire en hypoglycémie. Des pleurs, des tremblements, un mal-être peuvent en être les premiers symptômes.

Le lait maternel contient d'autres oligosaccharides, qui jouent un rôle important dans l'équilibre de la flore digestive.

Les vitamines et les oligoéléments

La concentration du lait maternel en vitamines et oligoéléments est variable, en partie sous la dépendance des apports alimentaires. Si l'alimentation de la maman est équilibrée, les quantités de vitamines et d'oligoéléments de son lait seront également satisfaisantes.

En conclusion de ces conseils sur l'allaitement, le lait maternel présente des qualités indéniables. Inimitable, il s'adapte de façon parfaite aux besoins de l'enfant pendant les premiers mois de sa vie.

Bien sûr, les laits « adaptés » ont été supplémentés en vitamines, minéraux, acides gras et acides aminés. La santé de l'enfant n'est

1. *Cf.* Lexique.

pas menacée, mais son confort, surtout digestif, est moins bon, essentiellement dans les trois premiers mois. Il existe très peu de contre-indications à l'allaitement au sein, en dehors des craintes maternelles ou d'indisponibilité psycho-émotionnelle. Les craintes ne reposent, le plus souvent, sur aucune réalité. Tout a été prévu et se règle merveilleusement, sauf lorsque le refus inconscient d'allaiter se révèle. Dans ce cas, différents moyens aideront le bébé à grandir harmonieusement et en bonne santé.

L'apprentissage du goût, avec le lait maternel

Le lait maternel véhicule les goûts de la plupart des aliments. L'éducation du goût, de ce fait, commence très tôt. Des connexions de neurones pourront s'effectuer, dès les premiers jours. Ainsi en grandissant, les enfants ne seront pas surpris par la saveur de certains aliments.

Il est important que l'enfant reconnaisse les différents aliments et surtout ceux qui sont nécessaires à sa santé, à sa croissance. S'il apprend très jeune à les apprécier et à les consommer avec plaisir, son équilibre nutritionnel n'en sera que meilleur.

Les aliments conseillés à la mère qui allaite

La mère qui allaite doit être informée au sujet de certains impératifs nutritionnels qui vont avoir une incidence sur sa propre santé et celle de son enfant.

L'apport de fruits et légumes

Ils sont nécessaires pour avoir l'eau, les vitamines et les oligoéléments mais aussi toutes les substances antioxydantes, appelées aussi « quasi-vitamines » : les caroténoïdes, les flavonoïdes… qui permettent de lutter contre les radicaux libres et certains polluants que l'on peut respirer ou ingérer. Il est conseillé de consommer chaque jour trois fruits (dont un cru) et trois légumes (dont un cru).

L'apport d'acides gras insaturés

Ces acides gras insaturés se trouvent essentiellement dans les poissons gras et dans les huiles végétales.

Les poissons gras sont à cuisiner de préférence à feu doux, au court-bouillon (à feu éteint) ou en papillote, car les cuissons trop vives dénaturent la qualité des graisses.

Pour ce qui est des huiles végétales, on a le choix entre l'huile de noix, l'huile de soja, l'huile de colza, l'huile d'olive et l'huile d'arachide.

L'huile d'olive est une huile monoinsaturée dont l'organisme a besoin, mais de façon moins impérative. Elle peut être utilisée pour les cuissons douces. Les autres huiles sont polyinsaturées. L'idéal est de les varier ou de les mélanger, par exemple, dans les sauces de salades. L'huile de colza et l'huile de noix ne doivent pas être chauffées si l'on veut conserver leurs qualités nutritionnelles. Pour la friture, l'huile d'arachide est préférable.

Dans la viande de certaines volailles, comme celle du canard ou de l'oie, on trouve des graisses insaturées qui sont très intéressantes pour la santé et pour le plaisir du palais.

L'équilibre des protéines

L'apport protéiné équilibré est une association de protéines animales et végétales. L'idéal est de les associer par moitié :

— *les protéines animales* : représentées par les viandes, poissons, volailles dont 100 g apportent 20 à 25 g de protéines (ou polypeptides). Les produits laitiers, dont 100 g apportent entre 4 et 8 g de protéines pour les produits non gras (yaourt, fromage blanc, lait) ; jusqu'à 20 g pour les fromages.

— *les protéines végétales* : représentées par les légumineuses et les céréales qui sont plus intéressantes si elles sont associées. 100 g représentent, lorsqu'elles sont cuites (difficile de les consommer crues), 3 à 5 g de protéines.

Les besoins liés à l'allaitement sont supérieurs aux besoins courants. 100 grammes de viande maigre ou de poisson, midi et soir, associés aux légumineuses et céréales, au dîner, sont un bon équilibre. Les laitages qui sont conseillés deux à trois fois par jour représentent, lorsqu'ils sont maigres, un petit apport protéiné complémentaire (yaourt, lait demi-écrémé, fromage blanc).

L'apport de calcium

Une mère qui allaite a besoin de boire beaucoup. Classiquement, le lait de vache, les yaourts, sont des produits liquides contenant des quantités intéressantes de calcium et de magnésium. On évitera de consommer trop de fromages car ils contiennent des graisses saturées qui, en quelque sorte, empêchent les graisses insaturées de faire leur effet. Mais on peut aussi enrichir son alimentation en calcium grâce à l'apport d'oléagineux (noix, noisettes, amandes, par exemple). Il ne faut pas oublier que certains légumes également, de la famille des crucifères, sont très riches en calcium (choux, choux-fleurs, brocolis, radis, navets…), ainsi que certaines eaux minérales.

Pourquoi faut-il supplémenter la mère qui allaite ?

Quels types de suppléments donner aux mères, pendant cette période, à tous points de vue particulière, de l'allaitement ? Il n'est pas inutile de supplémenter toutes les mamans qui allaitent, leur alimentation n'étant pas toujours en rapport avec les besoins importants, créés par l'allaitement.

On considère qu'il faudrait environ 3 500 à 3 800 calories par jour pour avoir tous les nutriments nécessaires à la bonne santé du bébé et à celle de sa mère. On sait que la santé du bébé est prioritaire et que, s'il y a des déficiences au niveau des apports maternels, l'enfant puisera sur les réserves de sa mère.

C'est ainsi que l'on voit parfois des enfants superbes qui vont très bien, tandis que leurs mamans perdent leurs cheveux et leurs dents. Elles peuvent être extrêmement carencées et fatiguées. Le bébé puise dans les réserves maternelles le calcium, le fer, le zinc et le magnésium dont il a besoin. Il peut épuiser ces réserves si l'alimentation de la mère n'apporte pas suffisamment ces nutriments.

La supplémentation ciblée, ainsi que de bonnes règles d'équilibre alimentaire aideront à préserver sa santé en même temps que celle du bébé. À la fin de la grossesse, celle-ci se retrouvera en forme, tout à fait capable de reprendre son travail rapidement, comme la plupart du temps elle le souhaite.

Le médecin déterminera le type de supplémentation adaptée à chaque patiente :

— Le *magnésium* est souvent impératif, aussi bien pendant la grossesse que pendant l'allaitement. L'alimentation ne suffit pas à satisfaire les besoins maternels et fœtaux en magnésium. Ce nutriment permettra aussi d'améliorer l'utilisation du calcium et de refaire des réserves au niveau osseux.

— Le *calcium,* la *vitamine D* (en très petite quantité) et surtout le *fer* et le *zinc*, sont également conseillés.

— Le *zinc,* les *vitamines B* ont l'intérêt d'éviter l'épuisement des réserves maternelles, très sollicitées pendant cette période, préservant ainsi la qualité de la dentition, des cheveux et de la peau des mamans. Le *fer* évite l'anémie maternelle ainsi que la carence du bébé.

— Des apports d'antioxydants, tels que le *bêta-carotène,* la *vitamine E,* le *sélénium,* la *vitamine C* pourront, en diminuant le stress oxydatif, aider la maman à rester en bonne santé, à conserver une meilleure forme physique et à garder une bonne tonicité de la peau. Ils permettent, dans le même temps, de réduire les pigmentations autour de l'œil, appelées « masque de grossesse ». Sans cela, il peut arriver que ce masque se prolonge au-delà de la grossesse et même au-delà de l'allaitement.

Si le biberon est nécessaire, quelles précautions faut-il prendre ?

Parfois les mères ne peuvent pas faire autrement que de donner le biberon à leur nouveau-né. Il ne faut pas pour autant se sentir coupable ! On veillera, dans ce cas, à la qualité du lait maternisé que l'on donne à l'enfant et à sa digestibilité.

Au bébé qui n'est pas nourri au sein, il est important de donner dans le premier mois un lait hypoallergénique, qui contient des protéines plus petites que celles d'un lait maternisé standard et donc beaucoup plus digestes pour le nouveau-né. L'hydrolysation de ces protéines, dans le lait hypoallergénique, rend leur digestion plus facile, respectant ainsi les différents mécanismes de maturation du tube digestif. Le respect de l'équilibre de la flore intestinale du bébé garantit, en même temps, une bonne résistance aux infections locales. On comprendra aisément que le lait de vache est parfait pour les veaux mais qu'il n'est qu'un substitut pour les petits humains. Dans certains cas on peut trouver dans le commerce des laits contenant des lactobacilles qui régulariseront la digestion du bébé.

Au moment du sevrage, il peut être intéressant de donner à l'enfant un lait « épaissi » : cela évite qu'il boive trop vite au biberon, évitant ainsi les régurgitations et l'accumulation de gaz intestinaux, souvent très douloureux.

Des menus équilibrés

Pendant cette période d'allaitement, les conseils alimentaires donnés pour accompagner la grossesse sont encore très utiles. Des règles de bonne conduite alimentaire, des menus, des recettes peuvent, ici encore, être recommandés.

Cependant, quelques recettes plus spécifiques, prenant en compte les besoins alimentaires de cette période d'allaitement, peuvent aussi être proposées.

Des recettes pour la période d'allaitement

La maman qui allaite continuera le même équilibre alimentaire que celui de fin de grossesse, en augmentant encore les apports de liquides qui favorisent la lactation.

Ces recettes, bien parfumées, aideront à développer les sens gustatifs de l'enfant dès les premiers mois.

PLAT PRINCIPAL

Pintade aux raisins de Corinthe

Faire revenir un oignon dans de l'huile d'olive, à feu doux. Y incorporer les raisins de Corinthe, après les avoir laissés tremper une demi-heure dans de l'eau. Faire cuire la pintade dans ce fond de garniture, à l'étuvée, à feu doux. Servir avec riz ou semoule.
À accompagner d'une salade (composée de crudités) et de fruits frais.

Riz Biryani (recette indienne)

Faire revenir à feu doux, dans l'huile d'olive, une tomate, un oignon, un poivron coupés. Laisser mijoter 10 minutes. Y incorporer un blanc de poulet, ainsi que des oléagineux (noix et/ou noisette et/ou noix de cajou). Faire cuire 10 minutes. Ajouter eau et riz. Faire cuire 10 minutes de plus. Saler et poivrer, incorporer une pincée de curry doux.

Bœuf aux oignons

Faire revenir un gros oignon doux coupé en lamelles, dans l'huile d'olive. Parfumer de plusieurs épices : curry doux, cumin, gingembre, clou de girofle… Laisser « suer » 10 à 15 minutes. Assaisonner avec sel et poivre. Couper le bœuf (bavette d'aloyau ou bifteck) en lamelles qu'on disposera sur les oignons cuits. Couvrir et faire cuire au maximum 5 minutes. Servir avec du riz blanc ou des pâtes.
Variante : on peut ajouter à l'oignon une tomate, un poivron, une courgette coupée en rondelles, pour en faire un « plat unique ».

DESSERT

Poire Belle Hélène (en saison)

Faire fondre à la casserole ou au micro-ondes 50 g de chocolat noir à 70 % de cacao. Y ajouter une cuillère à soupe de lait demi-écrémé ou de lait de soja enrichi en calcium.
Peler une poire bien mûre. La pocher en la plongeant trois minutes dans l'eau frémissante. Laisser refroidir puis napper de crème chocolatée préalablement parfumée à l'orange ou à la vanille.

Fruits « Melba »

— Framboises, fraises, abricots, pêches ou bananes, en fonction de la saison (100 g)
— 1 yaourt nature ou 100 g de fromage blanc à 20 % de matière grasse
— 10 g de sucre vanillé

Mélanger le yaourt ou le fromage blanc au sucre vanillé. Napper les fruits frais, lavés ou épluchés (on peut faire cuire les fruits en compote).

Mousse au chocolat parfumée à l'orange

— 50 g de chocolat noir à 70 % de cacao
— Un jaune d'œuf
— Un blanc d'œuf battu en neige

Faire fondre le chocolat et y incorporer le jaune d'œuf. Parfumer à l'aide d'une cuillère à soupe de jus d'orange pressée. Monter le blanc en neige et l'incorporer délicatement à la crème chocolatée. Laisser au frais une heure avant de déguster.

Le gâteau de riz mélangé avec des fruits ou de la compote de pommes

Faire cuire un demi-verre de riz dans deux grands verres d'eau bouillante. Égoutter le riz et ajouter deux grands verres de lait demi-écrémé, parfumer avec une gousse de vanille ou 10 g de sucre vanillé. Laisser tiédir. À côté de cela faire une compote de pommes. Dans un plat qui va au four, alterner une couche de riz au lait, une couche de compote de pommes, une couche de riz au lait. Laisser dorer au four pendant 5 minutes.

La crème renversée aux flocons d'avoine

Mélanger trois œufs entiers avec un demi-litre de lait, rajouter une gousse de vanille, deux paquets de sucre vanillé et trois cuillères à soupe de flocons d'avoine non sucrés. Faire cuire ce mélange pendant 35 minutes au bain-marie dans un plat qui va au four, thermostat 5 ou 6. On peut accompagner cette crème de fruits ou de compote de fruits.

LE NOURRISSON (DE 1 MOIS À 1 AN)

Le médecin témoigne

Adeline refuse de manger

Françoise est maman de trois enfants. Les deux premiers ont manifesté, dès l'âge de 9 mois, des refus de s'alimenter, surtout lorsqu'elle donnait elle-même les repas.

Aujourd'hui, ils ont 7 et 9 ans et sélectionnent toujours leurs aliments, préférant les grignotages de sucreries, entre les repas, plutôt que les repas à table qui paraissent être une véritable « corvée » pour eux. La petite dernière, Adeline, a 7 mois lors de la consultation. Elle répète déjà le « schéma familial », tournant la tête dès que la petite cuillère de purée de légumes approche.

Je conseille à la maman de « ne pas céder » à cette situation de conflit qui s'installe. Françoise est extrêmement attentive, méticuleuse et soucieuse de perfection. C'est donc pour elle une épreuve. Je lui conseille de confier Adeline, pendant le temps du repas, à une tierce personne, le père ou un autre adulte, en expliquant à la petite fille que maman n'est pas d'accord pour entrer dans ce conflit, basé sur un « malentendu » : « On mange pour soi, pour se faire plaisir

et être en bonne santé, non pour faire plaisir à maman. Il y a d'autres moyens de se faire aimer. »
Adeline est aujourd'hui une petite fille de 4 ans, pleine de joie de vivre, avec un solide appétit et en excellente santé.

Le temps du sevrage

Un moment délicat

Le sevrage est cette période délicate du passage de l'allaitement maternel au biberon. Généralement il se situe autour du troisième mois, c'est-à-dire au moment de la reprise, pour la mère, d'une vie professionnelle.

Le terme de sevrage est déjà plein de sens. « Sevrer », cela signifie « séparer » (du latin *separare*). Par extension, il a le sens de « priver », de « désaccoutumer » (on retrouve le sens de « sevrage » utilisé pour l'alcool ou une autre drogue).

Pour le bébé, le sevrage prend tous ces sens. Ainsi, il est maintenant séparé de maman qui ne l'allaite plus. Ses réactions peuvent être variables, en fonction de sa personnalité, bien sûr, mais aussi selon la manière dont on lui présente cette situation.

On conseillera de commencer par la dernière tétée de la journée, celle où le lait se fait plus rare. L'enfant sentira alors que sa maman a moins de lait mais qu'il faut bien manger ! Lorsque le biberon du soir sera bien accepté, remonter à la tétée précédente et ainsi de suite. Un sevrage bien fait doit être le plus long possible : jamais moins de trois semaines, pour laisser le temps au bébé de s'habituer à l'idée, mais aussi au goût, à la température…

Les paroles expliquent doucement les causes de cette séparation pour diminuer l'inévitable sentiment de frustration de l'enfant. Au besoin, on épaissira le lait artificiel pour augmenter le temps de succion : prendre un biberon est en effet beaucoup plus rapide qu'une tétée au sein.

Le refus du premier biberon

Malgré toute l'attention que la mère peut porter au sevrage, le bébé peut refuser de prendre son premier biberon ou bien le prendre en partie et le vomir aussitôt. Dans cette situation, l'inquiétude et la culpabilité peuvent se développer chez la mère. Bébé sait bien en effet comment s'y prendre pour influencer la décision maternelle du sevrage : ne peut-elle pas changer d'avis ? Il connaît déjà toutes les faiblesses et les points forts de sa mère[1]. Ne pas forcer mais ne pas revenir en arrière, sauf si le « remplissage » des seins trahit le désir inconscient de continuer l'allaitement. Dans ce cas, il est toujours possible de conserver les tétées du matin et du soir, même lorsque le rythme de travail a repris. Pour inciter l'enfant à mieux accepter le sevrage, on commencera alors par le repas de midi qui, dès le quatrième mois, se compose de légumes au biberon, de compotes de fruits à la cuillère. Peu à peu, le biberon de lait, du fait du tarissement des sécrétions lactées maternelles, sera de mieux en mieux accepté.

La tétine pour calmer bébé, oui mais...

L'acte lui-même de téter a un effet extrêmement « calmant », rassurant pour le bébé, comme le pressentent bien les mamans qui instaurent l'habitude d'une tétine. Il faut choisir : pleurs ou tétine ?
La tétine a des effets sur l'arcade dentaire et sur la position des dents, quand elle est utilisée à l'excès. Elle est aussi une façon de « faire taire » le bébé et de ne pas dialoguer avec lui. Il ne faut pas oublier que pleurer est, pour lui, la seule façon de s'exprimer. Commencer déjà à l'écouter, à interpréter le sens de ses différents pleurs, est une excellente façon de montrer l'intérêt et le respect que l'on a pour sa personne. C'est une façon de le valoriser : « Tu pleures et je devine pourquoi, je t'ai compris, tu peux compter sur moi pour t'aider. »
Le plus souvent, lorsque bébé crie, la mère se demande ce qu'elle a fait (ou n'a pas fait) pour que le bébé soit aussi anxieux, aussi nerveux. Il suffit parfois de le distraire, de montrer sa présence pour que l'enfant se calme. Ce n'est que dans les trois premiers mois que la succion d'une tétine ou du pouce a un effet intéressant.

1. Cramer B., *Profession bébé*, Calmann-Lévy, 1992.

La petite cuillère, un deuxième sevrage

Une autre période de sevrage, apparemment plus naturelle et plus facile, est celle du passage à la petite cuillère, autour de 5 mois. L'enfant est alors séparé du corps de sa mère qui lui donnait jusque-là le biberon. On a tout intérêt à respecter son épanouissement psychoaffectif, en donnant le repas à la cuillère en le tenant sur ses genoux, au départ, plutôt qu'en l'asseyant dans un transat ou sur une chaise haute.

Il est possible que, lors des premiers contacts avec la cuillère, le bébé fasse une moue qui ressemble à une grimace. Cela signifie seulement qu'il est surpris et non pas qu'il manifeste un dégoût.

L'affectif est vital

Les relations affectives entre la mère et l'enfant sont un complément indispensable à l'équilibre nutritionnel. Ainsi, le Dr Spitz[1], dans les années 60, a démontré qu'une nourriture équilibrée, donnée sans amour, pouvait être à l'origine de troubles gravissimes de la croissance de l'enfant, allant jusqu'au nanisme par absence de sécrétions hormonales de l'hypophyse.

Ceci a été observé, par la suite, dans les pouponnières accueillant des enfants abandonnés par leurs parents. Le personnel non formé, par méconnaissance du maternage des bébés, administrait la nourriture sans échanges, sans paroles. Les bébés ne communiquaient pas avec les adultes. Privés ainsi de relations affectives et d'attention, ces bébés ne grandissaient pas, pouvaient avoir des maladies importantes et se laissaient littéralement dépérir. Il faut dire que le manque d'amour allait souvent de pair avec des soins moins appropriés aux besoins des enfants.

De ces considérations malheureuses sont nés des principes qui semblent aujourd'hui aller de soi : il est important de communiquer, par la parole, mais aussi par la sensibilité pour stimuler très tôt la

---

1. René Arped Spitz (1887-1974). Il a notamment publié : *De la naissance à la parole (la première année de la vie)*, PUF, Paris, 1968.

vision, l'audition, l'olfaction du tout-petit et lui permettre, ainsi, d'utiliser ses compétences cérébrales afin de communiquer au mieux avec son environnement[1]. Dès la naissance, des voix et des odeurs, semblent déjà être bien familières au bébé. Il sait dans quelle atmosphère familiale il arrive, il connaît les voix des frères et sœurs, les bruits de la maison, l'odeur de maman. Le bébé naît donc prêt à communiquer, à aimer et à être aimé, pour le plus grand plaisir de tous.

Cependant, l'alimentation donnée avec amour, mais déséquilibrée, ne suffira pas à favoriser pleinement l'épanouissement de l'enfant. S'il manque certains acides aminés, certains acides gras, certaines vitamines, ou certains minéraux, le bon développement de ses facultés psychiques, intellectuelles, ou physiques peut devenir difficile. Ceci est parfaitement illustré par ces enfants mal nourris qui, bien qu'entourés d'affection, développent des maladies liées à des carences (béribéri, trachomes…). Ces maladies auront des répercussions sur leur croissance et pourront créer des handicaps définitifs.

Il refuse de manger : ne pas dramatiser

Passé l'âge de 6 mois, le bébé peut commencer à manifester le refus de se nourrir. Cette période de six mois représente en effet le temps nécessaire à la maturation cérébrale pour sortir de cet état de symbiose avec la maman. Le « signe du miroir » (je me retourne pour voir maman qui est derrière moi dans le miroir) marque une étape importante dans la vie du bébé. À présent, il s'intéresse davantage aux autres visages qu'à celui de sa mère. Il est anxieux de savoir si on l'aime pour lui-même : « Je suis une personne, se dit bébé dans son for intérieur. Je peux manifester mon désir de manger ou non et je vais le faire pour savoir si on m'écoute… »

1. David M., Appel G., *Loczy ou le maternage insolite*, Scarabée, Paris, 1973 (réédition en 1996) : description d'une expérience en pouponnière sur le développement de l'enfant privé de sa famille, à partir d'interactions individualisées dans tous les domaines et, notamment, dans celui du langage.

Il convient de réagir vite, en ne dramatisant pas, car l'enfant saura bien faire comprendre qu'il a faim, si nous avons manifesté de la compréhension lors de son dernier refus.

Si le comportement de refus se répétait, il faudrait s'assurer qu'aucune raison médicale (angine, aphtes, douleurs dentaires...) n'est à l'origine de cette perte d'appétit. Il peut arriver aussi que cette attitude coïncide avec une ou plusieurs affections ORL successives. L'appétit reviendra, après la convalescence, avec l'aide de quelques nutriments, en compléments alimentaires.

Ce n'est que dans le neuvième mois que l'anorexie mentale vraie, avec ralentissement de la courbe de poids, peut s'installer. Dans ce cas, une analyse précise des causes ainsi que des conseils personnalisés pourront aider à « débloquer » rapidement la situation. En tout état de cause, il s'agit bien là de l'installation d'un conflit qui, lui, en revanche, ne doit pas être « nourri ».

La complexité du rapport maternel avec la nourriture est un facteur à prendre également en considération. Par exemple, la mère de Valentin vient voir le médecin avec son bébé trop maigre. Elle-même est très mince, en raison de problèmes d'anorexie qui ont leurs racines dans l'adolescence. Spontanément, elle propose à Valentin de petites rations qui vont vite s'avérer insuffisantes puisque Valentin prend très peu de poids.

Il est important d'être souple pour s'adapter et comprendre les demandes de bébé, en respectant son désir d'indépendance et d'autonomie. Ne pas forcer, ne pas imposer, mettre ainsi l'enfant en position de demander. Écouter et comprendre, suggérer, donner l'exemple, donner envie, autant de règles éducatives qui se révèlent toujours efficaces : « Si tu ne veux pas manger, ce n'est pas très grave, par contre tu peux goûter ceci ou cela. Regarde comme nous nous régalons, avec ce plat ou ce dessert. Si cela te plaît, tu pourras, un autre jour, essayer d'y goûter. »

Comme le suggère le Dr Gordon[1] qui préconise « une écoute active », il ne doit y avoir, dans tout conflit entre les parents et l'enfant « ni perdant, ni gagnant ».

---

1. Gordon T., *Parents efficaces : une autre écoute de l'enfant*, Fayolle, collection « Intervalle », 1996.

La nutrithérapie du nourrisson

Que se passe-t-il entre 1 mois et 1 an ?

Entre la naissance et 1 an, l'enfant grandit de 25 cm. C'est le moment, dans la vie de l'enfant, où la croissance en taille est la plus rapide. À 3 mois, il a pris 10 cm. À 5 mois, il a doublé son poids de naissance. À 1 an, son cerveau pèse 500 g de plus. Jusqu'à l'âge de 6 mois, le bébé est protégé par les anticorps de sa mère. Comme on l'a dit à propos du nouveau-né, il s'agit d'immunité « passive », consolidée par les immunoglobulines du lait maternel, lorsque le bébé est allaité. De même, les réserves maternelles en fer passent par le placenta et sont là, jusqu'à 6 mois. Après 6 mois, le bébé commence à fabriquer son propre système immunitaire et ses réserves en fer.

Les besoins spécifiques en nutrithérapie

Pour toutes ces fabrications de structures et d'organes, les acides aminés essentiels des protéines sont importants. Ils le sont aussi pour la fabrication d'hormones et d'enzymes. Les différentes vitamines facilitent ces réactions en servant de coenzymes. Les acides gras indispensables forment des membranes cellulaires de bonne qualité. Le zinc, en synergie avec la vitamine A, améliorera la croissance en taille, puisque la multiplication cellulaire est facilitée. Par rapport à l'adulte, les besoins de l'enfant sont supérieurs en calcium, fer, zinc, vitamine B.

Pour tout cela, le lait maternel puis les laits adaptés seront exclusivement utilisés jusqu'à l'âge de 4 mois.

Au cinquième mois, la diversification alimentaire commencera : introduction de légumes, de protéines, d'huiles végétales en équilibre (huile de colza, de noix). Les laits adaptés sont enrichis en vitamines, oligoéléments, minéraux et acides aminés. Il faudra ajouter la vitamine D, à raison de 1000 unités par jour, en prévention du rachitisme.

À partir de 6 mois, le bébé sait manger à la petite cuillère : il pourra alors absorber une alimentation « épaissie » avec légumes, viandes ou poissons mixés, desserts de fruits.

Après huit mois, on pourra proposer des yaourts de préférence nature, sucrés, si nécessaire, avec des fruits en compote.

Nutrithérapie et vaccins

Un bon équilibre micronutritionnel améliore la capacité du système immunitaire à réagir positivement aux vaccinations, comme l'ont montré des études récentes.
Le bon fonctionnement du système immunitaire exige en effet la présence de tous les nutriments : zinc, fer, sélénium, magnésium, vitamine A, vitamine B6, vitamine B12, vitamine C, vitamine E, bêta-carotène, acides gras essentiels, acides aminés essentiels.

Des conseils pour l'équilibre alimentaire des bébés

Le déjeuner

À partir du 6e mois :

— 30 g de protéines animales : bifteck ou filet de bœuf, blancs de volaille, poissons blancs ou gras (bar, filets de rouget, saumon frais…) ;

— 150 g à 200 g de légumes frais ou surgelés, mixés (ni pomme de terre, ni féculents) ;

— 1 cuillère à café d'huile végétale de première pression à froid (colza, noix ou soja) ;

— 100 g de fruits en compote.

Les desserts

Avant 6 mois :

Cuire les fruits de saison au micro-ondes ou au four, après les avoir épluchés (pommes, poires, bananes, abricots, pêches, fraises).

Après 6 mois :

On peut donner à l'enfant des fruits crus mixés. La pomme peut être râpée, les autres fruits devront être mixés.

Après 8 mois :

Les desserts lactés pourront être proposés, des yaourts essentiellement. On utilisera de préférence les yaourts nature qui seront sucrés avec des fruits crus ou de la compote de fruits.

Les trois autres repas de la journée

Les trois autres repas seront composés de lait pour l'essentiel, avec du pain ou des biscuits pour bébé.

À partir de 8 mois, le dîner sera composé de 100 à 150 g de légumes à la petite cuillère, complété par du lait au biberon ou un yaourt, et un dessert de fruits.

Les féculents ne seront introduits qu'après 10 mois pour le blé, le riz, le tapioca, après un an pour les pommes de terre et les légumes secs.

Le blé : il existe des préparations instantanées de « pâtes », à ajouter aux légumes.

Le riz : la farine de riz peut aider à épaissir une purée de légumes un peu trop fluide.

Le tapioca : il peut également jouer le même rôle.

DES RECETTES POUR LE DÉJEUNER

Filet de limande au fenouil

1 cœur de fenouil, un filet de limande, un citron, une pincée de sel.

Cuire dans l'eau salée un cœur de fenouil, pendant 15 minutes. Y plonger le filet de limande 5 minutes avant la fin de la cuisson. Assaisonner avec quelques gouttes de jus de citron. Mixer séparément le fenouil et la limande. Arroser d'un filet d'huile de noix avant de servir.

Mousseline de courgette au blanc de poulet

Une courgette, un blanc de poulet, huile d'olive, thym, laurier, sel (une petite pincée).

Cuire la courgette dans l'eau salée, 10 minutes, à feu doux. Y ajouter thym et laurier. Faire cuire le blanc de poulet, dans cette eau de cuisson, pendant 5 minutes. Mixer séparément courgette et poulet, arroser d'huile d'olive avant de servir.

Filet de loup au potiron

Un filet de loup ou un bar, potiron, estragon, huile de noix ou de colza, sel. Cuire le potiron dans l'eau salée, 10 minutes, à feu doux. Ajouter le filet de bar, 3 minutes avant la fin de cuisson, ainsi que le brin d'estragon. Mixer potiron et filet de bar séparément. Incorporer une cuillère à café d'huile.

Bœuf aux carottes

Bœuf maigre à cuire, carottes, huile d'olive, bouquet garni.
Cuire 30 minutes à feu doux les carottes ainsi qu'un morceau de bœuf maigre, dans l'eau salée, avec un bouquet garni. Mixer séparément les carottes et le bœuf. Ajouter l'huile d'olive avant de servir.

DES RECETTES POUR LE DESSERT

Yaourts aux fruits rouges

Fraises, framboises, myrtilles, yaourt, sucre roux, vanillé.
Utiliser des fraises, des framboises ou des myrtilles crues, bien mûres ou cuites en compote dans un minimum d'eau. Mixer trois minutes, puis ajouter le yaourt dans le mixeur pendant 1 minute. Ajouter une cuillère à café de sucre roux ou vanillé.

Mousse de banane au yaourt

Une banane, un yaourt, sucre roux ou miel, menthe douce ou fleur d'oranger.
Mixer 3 minutes une banane bien mûre. Ajouter un yaourt. Mixer 1 minute supplémentaire. Sucrer, selon les goûts, avec du sucre roux ou du miel. Parfumer avec de la menthe douce ou de la fleur d'oranger.

5

Les six premières années

Le médecin témoigne

Pietro, 3 ans, refuse de manger

Pietro, depuis l'âge de 8 mois environ, n'a jamais accepté facilement de se nourrir, au moment des repas. Espiègle, taquin et très intelligent, il a compris qu'il pouvait enfin affirmer son indépendance vis-à-vis de sa mère, à table. Celle-ci a de grands principes concernant l'alimentation des enfants : les enfants doivent être « ronds ». Pietro est trop maigre, à son goût. « Les enfants doivent manger de tout et surtout ils doivent absorber tout ce que maman prépare. Ce n'est pas drôle en effet de passer du temps à préparer de bonnes choses que les enfants refusent. »

Le message est le même jour après jour. Le repas est devenu un moment redoutable dans la journée. Pour faire diversion, on essaie de distraire l'enfant, en jouant, en racontant des histoires (« une cuillerée pour papa, une cuillerée pour maman »), avec l'espoir qu'il oublie sa décision de refuser toute nourriture. Mais, dès que maman ne regarde pas, Pietro, par esprit d'opposition et d'indépendance, « chipe » des bouts de gâteau, de chocolat, etc.

À travers les aliments, Pietro essaie de communiquer avec sa mère, pour lui dire quelque chose. Mais celle-ci s'obstine à lui proposer encore et encore de manger. Elle ne l'écoute pas.

Je suggère alors à Pietro de se servir autrement des aliments pour communiquer avec sa mère. Je lui demande : « Pourquoi n'aimes-tu pas les tomates ? Est-ce leur forme, leur couleur qui te gênent ? » Pietro répond : « C'est parce qu'elles sont rouges. Je n'aime pas la couleur rouge. »

Je lui conseille alors de dessiner et de colorier les aliments qu'il aime et ceux qu'il n'aime pas en compagnie de sa mère. À travers le jeu, le dialogue entre l'enfant et l'adulte s'est instauré, à propos des aliments. Petit à petit, Pietro mange davantage et semble aller mieux. Sa maman est rassurée.

Juliette ne mange pas assez de féculents
Juliette, à 5 ans, se développe tout en longueur. Elle mesure 1,12 m et elle est toute mince. Elle paraît très fatiguée et se réveille chaque nuit. L'enquête alimentaire décèle une absence presque totale de produits sucrés dans son alimentation. Elle n'aime pas les fruits, les féculents, les légumes sucrés (carottes, betteraves...), le pain. Elle préfère les crudités et les viandes.
Je lui explique que les féculents, au dîner, devraient l'aider à mieux dormir et à être en pleine forme dans la journée. Au début, on lui proposera des lentilles en vinaigrette, par exemple, ou des salades de crudités mélangées à du riz (ou à des pâtes ou à des pommes de terre). Juliette s'habitue à manger ainsi, appréciant peu à peu le goût des pâtes, des pommes de terre. Les réveils nocturnes correspondaient en fait à des baisses de la glycémie. Les féculents sont des sucres lents (ou complexes) qui s'assimilent de façon progressive, évitant les modifications glycémiques importantes à distance des repas.
Les féculents, pris le soir, permettent aux enfants d'être « sucrés » et donc de mieux dormir tout au long de la nuit. Ceci est encore plus utile chez les enfants qui ont tendance à l'acétonémie : ils se réveillent le matin avec un grand malaise digestif : nausées, vomissements, douleurs abdominales.... L'apport de produits sucrés réglera alors le problème très rapidement.
Juliette, quant à elle, est fière de pouvoir enfin dormir toute la nuit. C'est pour elle un pas de plus vers l'autonomie, avec cette sensation de bien-être que procure une bonne santé.

L'influence des stades du développement physique et mental à cette période de la vie

Sur le plan physique

C'est l'âge de la première autonomie, en même temps que des premières confrontations avec d'autres atmosphères que celle de la famille. À partir de la 2e année, l'enfant a pratiquement achevé certaines maturations physiologiques, comme la capacité à digérer de nouveaux aliments : on introduira alors des féculents tels que les pommes de terre et les légumineuses qu'il n'est pas conseillé de donner avant l'âge de 1 an.

La croissance en taille de l'enfant, jusqu'à l'âge de 1 an, est en moyenne de 25 cm. Après 1 an, cette vitesse de croissance diminue : 10 cm dans la deuxième année, puis environ 7 à 8 cm par an jusqu'à 6 ans.

La croissance pondérale est aussi importante. Elle peut être contrôlée sur les courbes prévues à cet effet. Le poids doit être corrélé à la taille et à l'âge : à 2 ans, l'enfant pèse entre 12 et 15 kg ; à 4 ans, entre 15 et 16 kg ; à 6 ans, environ 20 kg.

Sur le plan psychologique et intellectuel

À côté de cette évolution physique, les maturations psychologiques et intellectuelles sont rapides, en relation avec l'accroissement du nombre et de la compétence des cellules cérébrales.

Sur le plan intellectuel, cette période de la vie est marquée par la rapidité des apprentissages, qu'on encouragera par la stimulation et l'affection. Cette évolution pourra, par périodes, inquiéter l'enfant : « Est-ce que cela ne va pas changer le monde autour de moi ? Est-ce que je ne vais pas perdre les privilèges que j'ai aujourd'hui à être petit ? » Car le « monde » à cet âge, c'est bien papa, maman et les autre membres de la cellule familiale, et « grandir » peut perturber cet équilibre, en modifiant la relation avec les autres.

L'évolution psychologique se fait par phases. Si les parents en connaissent les étapes, ils pourront interpréter les comportements de l'enfant et de ce fait les valoriser. Car c'est à cet âge que l'enfant commencera à chercher compréhension, approbation ou, au contraire, une manifestation claire du « non » (un des premiers mots de son vocabulaire) qui seront pour lui un véritable guide dans cette démarche de construction de la personnalité. Comprendre, c'est déjà lui donner confiance en lui, l'aider à accepter les frustrations, les renoncements et à assumer, déjà, ses choix.

Dès la 2e année, autour de l'apprentissage de la marche, débute la « 1re adolescence ».

L'enfant apprend vite à dire « non », pour tout et parfois « non » aussi pour manger. Il refuse certains aliments qu'il aimait bien, pourtant. Cela peut devenir un problème. Il est en effet important que le moment du repas soit une occasion de communiquer de façon agréable : nous avons tant de bonnes choses à leur apprendre !

La 4e année est la période qu'on appelle *la « 2e adolescence ».*

Elle succède à une période où l'enfant paraissait moins rebelle. Peu à peu, il (re) devient plus anxieux, plus coléreux, et surtout plus vulnérable.

Les conflits resurgissent, caractérisés par le fait qu'il se trouve en position d'infériorité : son complexe est énorme, il se sent tout petit, très vulnérable, extrêmement fragile. Si, par maladresse, on lui fait comprendre qu'il est « trop petit » pour faire telle et telle chose, cela confirme ce qu'il pense de lui-même. Il en est vivement contrarié car il ne veut surtout pas l'accepter. Son agressivité est destinée à lutter contre cette impression d'être trop petit et fragile. Cette lutte le rend plus agressif que nécessaire.

Il faudrait lui dire : « Regarde ce que tu es capable de faire, tu y arrives aussi bien que ton frère, aussi bien que ta sœur, tu n'es pas si petit, tu peux faire beaucoup de choses. »

En réalité, les enfants sont déjà capables, dès leur 4e année, d'être très adroits : ainsi, dans la cuisine, ils peuvent manipuler des aliments et participer, à leur manière, à la préparation des repas. L'intérêt est de stimuler, avant le repas, leurs sens olfactif, visuel et tactile, indispensable à une mise en appétit.

Une nourriture bien adaptée et équilibrée

S'il n'est pas toujours facile de faire accepter aux enfants de cet âge-là toutes les catégories d'aliments indispensables à leur santé, il est clair que les besoins, liés à leur croissance et au développement de leur système nerveux, sont impératifs.

Loin de s'arc-bouter sur un équilibre au quotidien, il est tout à fait « scientifique » et bien plus « confortable » pour l'atmosphère familiale d'équilibrer les apports sur plusieurs jours. L'éducation du goût, entreprise dès la 1re année, avec un éveil à la curiosité alimentaire, par stimulation de tous les sens qui contribuent au goût (odorat, vue, toucher), facilitera la réalisation de cet équilibre. Au-delà de la

1re année, il sera toujours possible de confirmer, de compléter, d'affiner le plaisir de découvrir de nouvelles saveurs.

Entre 1 et 6 ans, les expériences alimentaires marqueront la mémoire du futur adulte, au même titre d'ailleurs que le vécu psycho-émotionnel.

À cet âge-là, les impératifs nutritionnels sont en relation avec le bon fonctionnement des processus qui conditionnent la maturation et le développement des différents systèmes de l'organisme. Par exemple, le système immunitaire, en pleine évolution, aura besoin de tous les nutriments (il sera d'ailleurs tout au long de la vie le système le plus « exigeant » de notre organisme).

Le fer et le zinc, « surconsommés » lors des poussées de croissance staturale, sont, plus que jamais, indispensables. On les trouvera dans les viandes, les poissons, les volailles, mais aussi dans les œufs et les légumineuses (lentilles, pois chiches, haricots secs) à consommer, chaque jour, en alternance.

Les aliments riches en vitamines antioxydantes (bêta-carotène, vitamine C, vitamine E) stimuleront l'assimilation du fer : ce sont les fruits frais ou cuits (trois par jour), les légumes frais ou surgelés, crus ou cuits (trois par jour).

Les vitamines B aideront l'enfant à lutter contre l'anémie et la fatigue, liées à la croissance en taille. Elles permettront aussi un bon équilibre nerveux par leur action sur la synthèse des neuromédiateurs : équilibre du sommeil, de la mémoire, de la concentration ; équilibre du comportement alimentaire (contrôle de l'appétit et des pulsions). On les trouvera dans les viandes, les poissons, les volailles, les crustacés, les foies, mais aussi dans certains fruits (bananes, surtout) et dans certains légumes (champignons).

L'équilibre en apport d'acides aminés essentiels est corrélé à un bon équilibre nerveux et à une meilleure énergie. Les protéines alimentaires seront de bonne qualité et complètes, qu'il s'agisse de protéines animales (viandes, poissons, crustacés, volailles) ou d'association de légumineuses et céréales.

Les apports en acides gras essentiels seront d'autant plus surveillés qu'ils jouent un rôle important sur la croissance du système nerveux et du cerveau. On privilégiera les apports en acides linoléiques et alphalinoléniques, sous forme d'huiles végétales et de poissons gras. On choisira de varier les apports en alternant les différentes huiles végétales : huile de noix, de soja, de colza, d'olive, et en proposant régulièrement des poissons gras (saumons, sardines, bar...)

Les oléagineux pourront aider aux apports d'acides gras polyinsaturés, d'autant plus que leur richesse en *magnésium* et en *calcium* pourra compléter les apports de ses nutriments par des laitages : le lait de vache pourra alterner avec du lait de soja enrichi en calcium ou du lait d'amande. Les yaourts seront préférés aux fromages plus gras, pour leur plus grande concentration en calcium et magnésium. Les teneurs en calcium et magnésium de certaines eaux minérales peuvent être intéressantes. On trouvera également du calcium dans les légumes de la famille des crucifères : choux, chouxfleurs, brocolis, radis, navets, ainsi que dans certains poissons gras (sardines).

Les ruptures de cet équilibre

Cet équilibre pourra être rompu dans des *circonstances particulières*, comme, par exemple :

— une stimulation excessive du système immunitaire en raison d'infections saisonnières à répétition ;

— un surmenage physique, intellectuel ou psychoémotionnel ;

— une situation plus stressante pour l'enfant (deuil, séparation, déménagement, voyage, changements de rythme...) ;

— un excès de polluants, alimentaires ou respiratoires.

Les symptômes pouvant être observés à ces périodes seront variables par leur degré d'importance et leur localisation, en fonction du tempérament et de l'état de santé antérieur de l'enfant. En général, on remarquera, de façon plus ou moins associée, différents symptômes :

— un fléchissement des compétences habituelles de l'enfant, un manque de concentration, de mémorisation, avec un ralentissement du rythme des acquisitions psychomotrices et intellectuelles ;

— une irritabilité et une anxiété exagérées avec des troubles du sommeil (difficultés d'endormissement ou réveils nocturnes, cauchemars et terreurs nocturnes).

— une baisse des résistances aux infections virales saisonnières avec une fréquence plus grande des complications (bronchites, otites, angines), l'apparition ou la réapparition de symptômes d'allergie. Dans ces circonstances les symptômes seront rattachés à un ou des groupe(s) de nutriments. La supplémentation ciblée permettra à l'enfant de passer un cap difficile. En même temps, on veillera à orienter l'équilibre alimentaire en lui faisant consommer les aliments les plus utiles à cette période.

Par exemple, la supplémentation en fer, en zinc et en vitamines antioxydantes préviendra ou traitera une carence en fer liée aux phénomènes physiologiques de la croissance. Cette supplémentation sera associée à l'introduction, dans le régime alimentaire, d'aliments riches en fer, de fruits et de légumes choisis pour leur richesse en vitamine C, en bêta-carotène et autres vitamines antioxydantes (caroténoïdes, flavonoïdes...).

L'alimentation à la maison et à l'extérieur

Il arrive que les parents pensent qu'ils se nourrissent bien eux-mêmes et qu'ils donnent à leurs enfants les aliments nécessaires. Les habitudes alimentaires familiales sont souvent bien ancrées, d'autant que beaucoup d'affectivité les accompagne.

Il est parfois difficile de remettre en question ses habitudes alimentaires et de les modifier. Après information, les parents prendront conscience de l'importance du bon équilibre de leurs enfants à travers une alimentation plus élaborée. Ils sont alors prêts à porter un autre regard sur leur propre comportement alimentaire et adopteront par voie de conséquence une attitude éducative différente. Il est important pour l'enfant que les parents dialoguent avec les institutions qui le prennent en charge dans la journée : crèche, nourrice, jardin d'enfants, école maternelle...

L'alimentation à la maison

Avant 3 ans, dans la majorité des cas, les repas se passent à la maison, d'où l'importance de l'équilibre nutritionnel et des bonnes relations de l'enfant avec la nourriture dans sa famille. Toutes les expériences en dehors de la maison peuvent modifier cette relation que l'enfant peut avoir à la nourriture.

L'éducation du goût est en permanence modifiable, elle n'est jamais fixée. Chaque fois que l'enfant a une expérience positive par rapport à un aliment, il s'en souvient ensuite. On ne peut pas dissocier l'affectivité, l'atmosphère dans laquelle se prend le repas, du repas lui-même. Décontraction, bonne ambiance : il faut que ce soit un moment convivial, dans une atmosphère agréable, la moins stressante possible, sans conflits. Le repas doit être un moment éducatif et, en même temps, un moment de détente.

L'alimentation à l'extérieur

Avant 3 ans, les enfants peuvent prendre leur repas de midi à la crèche ou chez la nourrice. Une fois l'équilibre des menus vérifié, on se rendra vite compte que l'enfant n'a pas le même comportement alimentaire que celui qu'il affiche à la maison. Les courgettes qu'il semble détester ne lui posent aucun problème à la crèche !

En principe, toutes les nouveautés alimentaires devront être initiées à la maison et poursuivies à la crèche ou chez la nourrice.

Dès la 2e année, l'enfant est curieux de découvrir les différents aliments. La présence d'autres enfants au moment du repas stimule cet intérêt. Le tout-petit va pouvoir associer la communication à l'acte de se nourrir, pour enrichir et compléter son plaisir de manger.

Après 3 ans, à l'école, l'enfant doit pouvoir éprouver du plaisir à entrer dans la salle de cantine et à goûter aux nouveaux mets. Un repas sera l'occasion d'échanges entre les jeunes convives. Certains, en refusant de manger, manifestent leurs difficultés à s'adapter. Le plus souvent, ce sont des enfants qui ne connaissent aucun autre « lieu de vie » que la maison. Il faut comprendre que l'atmosphère est différente et donner à l'enfant un peu de temps pour s'habituer à ce nouveau rythme, à ces nouvelles contraintes de sociabilité. Pour ceux qui n'ont encore jamais quitté leurs parents, cela peut être une difficulté supplémentaire. Ces derniers peuvent éprouver une culpabilité à scolariser leur enfant à cet âge. Il faut, dans ce cas-là, expliquer l'école, justifier la séparation et laisser le temps faire, pour dépasser ce stress, lié au changement de vie et de repères. L'enfant doit être demandeur, quand cela est possible : il doit avoir envie de participer à la vie scolaire et, par là même, à la cantine. Le rôle éducatif doit ici prendre toute sa valeur pour le motiver, lui communiquer l'envie de participer aux activités et de créer, avec les autres enfants, des relations sociales harmonieuses.

Comment réaliser cet équilibre nutritionnel

Équilibrer le repas de midi et le repas du soir

À midi, donner à l'enfant des protéines de préférence peu grasses, des légumes, crus ou cuits, éventuellement un féculent, du pain et un dessert de fruits frais.

Le soir, prévoir un féculent, un légume, un laitage. Le féculent aide l'enfant à trouver son sommeil et à être ainsi plus dispos le matin pour travailler à l'école. Cette meilleure récupération est aussi un facteur de réussite scolaire.

Sortir de la « purée-jambon blanc » et des plats tout préparés

Les mamans croient parfois à tort que les enfants ne sont pas capables d'apprécier une nourriture qui a du goût et qu'il faut leur donner la « purée-jambon blanc » et rien d'autre. Comme elles n'ont pas le temps de faire des repas différents pour les adultes, toute la famille est condamnée au jambon-purée ! Au restaurant, les menus enfants sont conçus sur ce modèle simpliste, ce qui ne permet pas de découvrir la gastronomie.

Avant 6 ans, les enfants savent déjà apprécier des mets que l'on pense un peu compliqués : ils sont en effet très avides de connaissances et de savoirs nouveaux, pour peu qu'on leur présente ces aliments sous un jour positif et intéressant. Mais les parents eux-mêmes doivent être motivés pour arriver à intéresser leurs enfants à ce type de nourriture.

Le goût des aliments peut aussi aller de pair avec la simplicité et la bonne qualité : par exemple, cuire une tomate avec un peu de sel, d'huile d'olive et de basilic est bien meilleur que d'aller chercher des plats du commerce tout préparés, cuisinés avec des sauces, à base de graisses saturées, qui n'ont pas forcément meilleur goût. Les plats tout préparés du commerce auront toujours le même goût. Au contraire, si la cuisine est faite à partir de légumes de saison, les saveurs seront plus variées.

Quelques règles incontournables :

– Ne jamais forcer car c'est le meilleur moyen d'obtenir un refus.
– Répondre au refus sans dramatiser : « Tu mangeras plus tard ; je suis sûr(e) que tu aimeras cela. » Rester plutôt dans le domaine de la négociation : « Je cède un peu et, toi aussi, un peu. »
– Ne pas perdre de vue que l'équilibre d'un repas conditionne le suivant. Ainsi un repas riche en protéines et en graisses sera volontiers suivi d'un repas plus léger.
– Ne pas se décourager, renouveler les mêmes propositions à des moments différents.
– Faire participer l'enfant à la préparation des repas. Ces expériences sensorielles seront enrichissantes pour lui : sentir, goûter, bien présenter les aliments…

L'équilibre sur une journée

Au réveil, un bon petit déjeuner

Le petit déjeuner doit représenter environ le quart de la ration journalière. Les céréales du commerce sont souvent extrêmement sucrées. Les céréales en flocons (flocons d'avoine cuits dans du lait de vache ou de soja, flocons de sarrasin, mueslis sans sucre ajouté) sont préférables. En plus (ou à la place) du laitage, on peut donner des tartines de pain au levain, avec, par exemple, du fromage à tartiner.

Il convient de donner à l'enfant des fibres (fruits, céréales) et des protéines (céréales, lait).

Vers dix heures, à la maison ou à l'école, une collation

Des oléagineux et des fruits secs ;
pain et fromage ;

yaourt ou autre laitage peu sucré ;
fruits frais ou jus de fruits.

Il est important de donner une collation, vers dix heures, pour les enfants qui n'ont pas pu déjeuner correctement le matin. Les maîtresses d'école maternelle, bien souvent, distribuent des gâteaux secs que les parents apportent à tour de rôle. Cette habitude alimentaire peut être facilement modifiée. On peut profiter de ce moment pour apprendre à l'enfant à partager, entre copains, de nouvelles expériences gustatives. Il peut ainsi tester toutes sortes de pains, différents fruits secs, différents fromages, etc.

Certes le principe, en soi, est excellent, surtout en cas de petit déjeuner un peu léger. Il permet à l'enfant de fournir les efforts intellectuels nécessaires. Depuis le repas du soir, en effet, il s'est écoulé une douzaine d'heures. Douze heures de jeûne, à cet âge-là, c'est long. La glycémie de l'enfant n'est pas très stable. Quand celle-ci chute, il n'est pas très attentif, il a envie de dormir, il est un peu « ramolli ».

Cette collation peut comporter du lait ou une autre boisson (par exemple, des jus de fruits, de préférence non sucrés) et, au lieu d'un petit gâteau, des nouveautés, telles que le yaourt à boire, le pain, les fromages à tartiner, les fruits frais ou secs, etc. Les mélanges d'oléagineux et de fruits secs sont très prisés par les enfants. Attention cependant, pour ce type d'aliments, aux allergies, à signaler aux enseignants.

À midi on associera :

Des légumes (crus ou cuits), 200 grammes, à assaisonner avec deux cuillères à café d'huile d'olive, de colza ou de noix ; sel, poivre, herbes aromatiques, en fonction des goûts ; vinaigre, citron ;

de la viande (bœuf maigre, veau) ou du poisson ou de la volaille (50 g à 1 an ; 70 g à 4 ans) : grillés, bouillis ou en papillote ; de préférence maigres (sauf pour les volailles et les poissons qui peuvent être gras, sans peau) ; des viandes rouges non carbonisées par la cuisson et des poissons peu saisis : on privilégiera les cuissons à feu doux, les courts-bouillons à feu éteint pour conserver l'arôme et les qualités nutritionnelles ;

un ou des féculents (facultatif) : 50 g environ ;

un laitage ;

des fruits de saison crus ou cuits, nature, en salade de fruits ou en tartelette auxquelles on pourra ajouter une boule de sorbet ou de glace, un coulis de fruits frais.

Au goûter, on associera :

Du pain : pain et fromage, ou pain et beurre, ou pain et chocolat noir ;

un laitage : lait, ou yaourt, ou fromage à tartiner ;

un fruit frais, ou un jus de fruits, ou une compote de fruits, ou des fruits secs.

Pour créer une certaine variété, on essaiera d'alterner différents pains : pain au levain, pain brioché, pain de seigle, pain aux noix ou aux raisins secs, pain au lait.

On évitera, dans la mesure du possible, les viennoiseries, trop riches en graisses saturées et en sucre. On peut classer ces viennoiseries dans ce que l'on appelle les calories « vides », par opposition aux aliments caloriques qui contiennent beaucoup de nutriments.

Les apports de liquides pourront varier entre l'eau minérale, le lait et les jus de fruits peu sucrés.

Enfin, comme pour la collation du matin, on évitera la solution de facilité que constitue le paquet de gâteaux. Certaines mères, à la sortie de l'école, brandissent leur paquet comme un drapeau, comme une récompense. Celle-ci est censée faire oublier à l'enfant qu'on l'a « abandonné » à l'école. Les gâteaux, par leur teneur en sucre, procurent effectivement un plaisir immédiat, mais cette sensation de bien-être est passagère et l'enfant est mal nourri avec un goûter fait uniquement de biscuits. Il faut proposer autre chose, c'est-à-dire des produits plus intéressants sur le plan nutritionnel comme les fruits secs, riches en vitamines et en oligoéléments, les fruits frais…

Au dîner, on associera :

Légumes cuits et/ou crus (150 à 200 g, pesés cuits) ;

féculents (50 à 100 g, pesés cuits). Prévoir de varier ces féculents : pâtes, riz, pommes de terre ou légumes secs (haricots, pois, lentilles…) ;

laitages ;

fruits frais ou en compote.

Quelques particularités liées à l'âge

Dans la 2e année, les aliments seront moulinés ou écrasés à la fourchette. On commencera à donner du pain, des petits bouts de pomme de terre, du poisson en petits morceaux.

Le biberon de lait sera encore bien apprécié, surtout au petit déjeuner. Les menus ci-après peuvent être adaptés à cet âge-là.

Après 2 ans, l'enfant mange pratiquement comme un adulte. Son éducation au goût doit être complétée, car on peut cuisiner différemment et introduire d'autres saveurs.

Il est conseillé de proposer, à cet âge, un plat unique, évitant ainsi les conflits liés au temps passé à table. Entre 3 et 4 ans surtout, les enfants sont souvent pressés d'aller jouer. Ils se structurent dans leurs jeux. Il est donc important de ne pas trop s'opposer à cela.

Une jolie assiette colorée et parfumée sera plus appétissante et peut-être moins « décourageante » qu'un repas trop long. Il est possible de proposer des petites tomates cerises, des bâtonnets de carottes épluchées, des morceaux de concombre en « apéritif », avant de passer à table. La préparation de ces légumes permettra à l'enfant de participer à la confection du repas.

QUELQUES IDÉES DE MENUS

Les menus de midi

Escalope de veau à l'estragon accompagnée de champignons de Paris émincés (*)
Riz safrané
Fruits « Melba » (*)

Mélange de légumes confits (poivrons, tomates, courgettes), foies de volaille et pommes de terre à l'ail et au cumin (*)
Fromage blanc à la compote de myrtilles ou yaourt sucré à la compote de pommes parfumée à la cannelle

« Mini-paella » : tomates, crevettes, huile d'olive, sel, poivre, safran. (*)
Un yaourt
Une salade de fruits frais

Sardines et avocat (*)
Tartelettes aux fruits frais.

Escalope de poulet et poêlée de légumes à la tomate (*)
Un yaourt
Salade de fruits

Les menus du dîner

Les plats uniques, en hiver, seront plutôt des soupes, mélanges de légumes et de légumineuses et, en été, plutôt des salades.

Deux exemples de soupes « vertes » :

Courgettes additionnées de flageolets.
Brocolis, courgettes, haricots verts, pois cassés.

Deux exemples de soupes « jaunes » :

Potiron, carottes, pois chiches.
Tomates, carottes, potiron, haricots blancs.

DES IDÉES DE RECETTES

Repas de midi

Escalope de veau à l'estragon accompagnée de champignons de Paris

Laver et émincer les champignons de Paris, les faire revenir dans une poële, avec du citron et un filet d'huile d'olive, saler et poivrer. Ne pas couvrir. Y ajouter l'escalope de veau, « aller-retour », pour conserver son moelleux. Parfumer à l'estragon.
Faire cuire le riz dans deux fois son volume d'eau, avec du gros sel. À mi-cuisson, incorporer un peu de safran et un filet d'huile d'olive.

Légumes confits, pommes de terre, foies de volaille

Les légumes (poivrons, tomates, courgettes) seront lavés et coupés avec la peau puis passés au four (thermostat 7), pendant 20 minutes, sur un papier sulfurisé.
Les pommes de terre épluchées seront coupées en petits morceaux et cuites dans un fond d'eau, à la poêle. Parfumer à l'ail, en écrasant une gousse d'ail que l'on introduira à mi-cuisson. Saler, poivrer, ajouter le cumin, puis les foies de volaille.
Il est possible de remplacer les foies de volaille par du foie de veau ou des escalopes de poulet.

« Mini-paella »

Couper une tomate dans le fond de la poêle, saler et poivrer. Y ajouter l'huile d'olive et y incorporer les crevettes fraîches ou surgelées. Ajouter deux volumes d'eau pour un volume de riz. Faire cuire 15 minutes. Y ajouter le safran. On peut mélanger aux crevettes des moules, des calamars, des filets de poisson. Ajouter aux tomates un oignon émincé ou de l'ail en purée.

Sardines et avocat

Mixer des filets de sardines à l'huile d'olive, avec de l'avocat, du citron, du vinaigre balsamique (plus doux) et des épices : l'ensemble peut se déguster sur du pain grillé. Il est préférable d'utiliser des sardines à l'huile d'olive entières car les arêtes contiennent des quantités de calcium très intéressantes. Les sardines contiennent des acides gras polyinsaturés d'excellente qualité.

Escalope de poulet et poêlée de légumes à la tomate

Cuire à feu doux une tomate, quelques rondelles de courgettes, un morceau de poivron rouge, un petit oignon. Saler, poivrer, ajouter des herbes aromatiques et une cuillère d'huile d'olive.

Couvrir 10 à 15 minutes. Ajouter l'escalope de poulet, à cuire pendant 5 minutes.

Variantes de cette recette

On peut diminuer la quantité de légumes et ajouter deux cuillères à café de riz pour obtenir un risotto aux légumes.

On peut ajouter deux cuillères de germes de soja et de la sauce de soja : on obtiendra de la sorte un plat « chinois ».

Pour un plat « thaïlandais » : diminuer la quantité d'huile d'olive et remplacer par du lait de coco, avec ou sans germes de soja, avec ou sans riz.

On peut également remplacer le poulet par du poisson blanc (cabillaud, merlan, filets de bar ou de daurade), des escalopes de dinde ou de veau, de l'épaule d'agneau coupée en petits morceaux : en ajoutant certains ingrédients on obtient de l'agneau « à l'indienne » (noix de cajou, mangue fraîche, pointe de curry, riz…).

Repas du soir

En plus des soupes « vertes » ou « jaunes » (*cf.* menus du dîner), quelques plats uniques pour le soir sont suggérés ici :

Riz aux lentilles

Faire cuire des lentilles, pendant une demi-heure, dans une casserole remplie d'eau salée. Pour donner du goût : un bouquet garni, une carotte et un oignon.

10 à 15 minutes avant la fin de la cuisson, ajouter une cuillère à soupe de riz.

Pâtes aux légumes

Faire cuire des pâtes dans de l'eau salée, d'une part.
Dans une poêle, d'autre part, faire mijoter des légumes, 20 minutes à feu doux, dans l'huile d'olive (au choix, tomates, champignons, courgettes, haricots verts, poivrons rouges, citrons...) Assaisonner, selon son goût. Ajouter éventuellement une gousse d'ail, hachée menu ou pressée.
Égoutter les pâtes, les rincer à l'eau froide, puis les incorporer aux légumes, avant de servir.

Couscous aux légumes

Dans l'eau salée, mettre à cuire une carotte, un poireau, une courgette, un navet.
Pendant ce temps, recouvrir d'eau le couscous puis jeter l'eau et mettre la semoule à cuire à la vapeur des légumes.
Arroser le couscous d'un mélange d'eau et d'huile d'olive. Saler, poivrer.
Ne pas couvrir le couscous.
Temps de cuisson : 20 minutes.

Salades de riz ou de pâtes

Au riz ou aux pâtes, on ajoute tomates, poivrons, olives noires, éventuellement mozzarella ou feta et on parfume le tout au basilic ou à l'estragon.
Pour les sauces utiliser de l'huile d'olive, du citron ou du vinaigre balsamique.
Si l'on veut enrichir encore cette salade, quand les apports en protéines n'ont pas été suffisants aux repas précédents, on peut émietter sur la salade du thon ou du saumon.

Des idées de desserts

Yaourt nature ou fromage blanc

Ces laitages seront à la base de desserts rapidement préparés. Ce sont des produits simples que l'on peut soi-même agrémenter par exemple avec de la compote, de la confiture, du cacao en poudre, du miel ou des fruits frais.
Il faut éviter d'utiliser des produits déjà complexes tels que les crèmes du commerce à la vanille, au caramel, etc., compositions très sucrées, très grasses qui contiennent peu de vitamines.

Tarte aux fruits frais

Si on dispose d'un peu de temps, on peut confectionner une tarte aux fruits frais.

Pour la pâte brisée :
Mélanger dans un mixer 250 g de farine, 100 g de beurre (ou d'huile), un demi-verre d'eau, un peu de sucre, une pincée de sel. Mixer quelques secondes et étaler la pâte que l'on dispose dans le moule à tarte, légèrement huilé ou recouvert d'un papier sulfurisé.

Pour la garniture :
Sur cette pâte, disposer des fruits frais, coupés en petits morceaux ou en lamelles, avec, éventuellement, un peu de confiture.
Faire cuire à four vif pendant une demi-heure environ (thermostat 8).

Fruits « Melba » (en fonction de la saison)

Fraises ou framboises (ou, à défaut, pêches au sirop), nappées de fromage blanc sucré avec de la cassonade (sucre roux).

6

De 6 ans jusqu'au début de la puberté

Le médecin témoigne

Pierre-Louis, l'enfant dans la lune

Pierre-Louis a des difficultés scolaires qui s'expliquent par un manque de concentration, d'attention et de mémorisation. À 11 ans, il fait ainsi beaucoup de fautes d'orthographe qualifiées de « fautes d'inattention ». Il n'aime plus le français. En classe de sixième, Pierre-Louis est encore un « petit garçon ». Sa croissance pubertaire n'a pas commencé et il s'inquiète, jour après jour, car certains de ses camarades mesurent déjà 1,60 m. À l'école comme à la maison, il est « dans la lune », agité en fin de journée et dort mal.

Le bilan sanguin a établi que les réserves en fer sont bonnes. En revanche, sa peau est très sèche. L'association d'une hypersensibilité, de troubles du sommeil et d'une perturbation de l'hydratation cutanée m'oriente vers une perturbation de l'équilibre des acides gras. La supplémentation en huile d'onagre, huile de colza et vitamine E, accompagne les conseils de rééquilibration nutritionnelle.

Après un traitement de trois mois, la maman de Pierre-Louis me demande si, dans mes préparations, je n'ai pas mis de « calmants ». Je lui explique que ces résultats sont dus à l'action conjointe de l'équilibre alimentaire et des nutriments. Pierre-Louis est effectivement moins agité, il se concentre mieux en classe, il est plus sûr de lui. Sa peau est moins sèche et il semble résigné à attendre de pouvoir enfin grandir.

Théo, jeune sportif fatigué
Théo est un jeune enfant sportif qui fait du cricket sur gazon. Il fait aussi de la gymnastique et de la danse moderne, soit sept heures de sport par semaine en plus de la gymnastique à l'école. Il travaille bien mais il est tout de même un peu fatigué. Il a tendance à préférer les féculents (pâtes, riz, pommes de terre, etc.) à toute autre nourriture.
Théo grandit très peu ces derniers mois et les parents s'en inquiètent. Après enquête sur ses habitudes alimentaires, il semble que les besoins en protéines et en vitamines ne soient pas couverts. La personnalité de Théo, à l'âge de 10 ans, s'affirme. Il a envie de devenir un « champion ». Il a entendu dire que les grands sportifs devaient manger beaucoup de sucres lents. De plus il n'aime pas beaucoup les viandes ni les poissons et ne pense pas à manger des fruits. Je lui explique qu'il a, en plus des besoins liés aux dépenses musculaires intensives, des besoins liés à la croissance.
Je conseille à notre jeune sportif d'augmenter ses apports protéinés : viandes, volailles, poissons, céréales, légumineuses (riches en protéines et en sucres lents).
De plus, je lui prescris de la vitamine C, essentielle pour les fonctions musculaires : les sportifs de haut niveau peuvent en effet avoir des difficultés avec leur système immunitaire car toutes leurs réserves en vitamine C sont consommées par l'activité musculaire. Donc, les fruits et les légumes sont nécessaires. Bien sûr, je complète cet équilibre alimentaire par des micronutriments : vitamine C, B, magnésium, calcium, vitamine D et zinc.
Trois mois après, Théo est en pleine forme. Sa croissance est repartie, mais tout doucement, car il n'a pas encore commencé sa puberté. À ce stade-là, la croissance est naturellement lente, soit 4 à 5 cm par an.

L'âge du lire, écrire, compter

Les potentialités intellectuelles de l'enfant de moins de six ans sont, le plus souvent, extraordinaires. Elles sont en relation avec un univers psychologique très riche en sensations et en émotions. Les enfants nous étonnent, chaque jour, par leur mémoire, leurs capacités d'imagination et d'invention, par leurs réflexions.

C'est autour de la 6e année que toutes ces capacités vont, comme par magie, s'enfouir. Mais elles ne disparaîtront de l'univers conscient de l'enfant que pour constituer cet inconscient qui gérera en permanence la vie de l'adulte. En même temps la conscience du présent va s'affiner. L'enfant va acquérir la notion de temps et d'espace. Il va pouvoir confirmer ses capacités d'abstraction et de conceptualisation.

Avec l'entrée au cours préparatoire, il va brutalement prendre conscience qu'il faut apprendre et qu'il va devoir aller à l'école chaque année. Un nouvel univers s'ouvre alors devant lui. Il l'abordera avec curiosité, d'une part, et inquiétude, d'autre part. Il quitte un monde douillet où il connaît ses interlocuteurs, où il est aimé et materné. Cet avenir qu'il entrevoit l'inquiète car il ne le connaît pas. Il sait qu'il va devoir s'investir, se discipliner, se concentrer et apprendre. Sa curiosité intellectuelle ainsi que le désir de faire plaisir à son enseignant et d'avoir de bonnes appréciations vont lui donner l'énergie de bien travailler. À la maison, les parents s'étonneront cependant d'avoir un enfant qui « régresse » parfois, reprend le pouce, le « doudou » et ne veut pas apprendre ses leçons, alors qu'il travaille bien en classe. Son sommeil s'en trouvera perturbé, souvent.

« On est là pour t'aider »

Interpréter le comportement ambivalent des enfants à cette période n'est pas toujours évident. Encore une fois, les parents devront rassurer l'enfant et montrer qu'ils sont là, qu'ils comprennent les difficultés. Pour valoriser les efforts faits en classe, il faut éviter de forcer l'enfant à travailler à la maison[1]. On l'aidera plutôt en le rassurant, en lui démontrant qu'on l'aime toujours même s'il devient « très grand ». C'est l'âge où l'enfant cherche dans le regard

1. Les devoirs à la maison, sous forme d'exercices écrits, sont interdits à l'école élémentaire, depuis 1956. Ce travail écrit est à faire en classe. Au cours moyen, des travaux écrits sont progressivement donnés aux élèves, pour permettre une transition avec la classe de sixième, à l'entrée dans le secondaire, où l'enfant devra gérer son travail personnel, à la maison, de manière autonome.

des autres à se valoriser. À la maison comme à l'école, il apprécie que, à travers la compréhension de ses comportements, on l'encourage dans la tâche qu'il est pourtant seul à pouvoir accomplir.

De nouveaux comportements alimentaires

L'école peut, à cette période de la vie, être un facteur de « stress ». L'enfant doit s'adapter à une autre sphère sociale que la famille, avec les difficultés et les conflits générés par la vie dans le groupe de la classe. Il apprend aussi à se sociabiliser : c'est l'âge où il pose beaucoup de questions de fond sur la mort, la sexualité ou la violence, par exemple. À la maison, le soir, il pourra chercher à se défouler et être difficile à calmer. Il faudra alors éviter qu'il ne tombe dans les excès de sucreries (qui le calmeraient…) et lui proposer une activité physique qui peut être une façon de canaliser ce besoin de défoulement.

Un repas riche en féculents, au dîner, aura alors également un effet calmant. Les légumes vont reminéraliser, réhydrater et compenser les éventuels manques du repas de midi. Le laitage équilibrera en calcium et magnésium, pour compenser les excès de dépense physique. Les fruits redonneront les vitamines nécessaires au fonctionnement biologique de l'organisme, grâce au rôle de facilitation du travail des enzymes. Ainsi, on évitera les prises de poids excessives qui, à cet âge, sont fréquentes.

Attention à l'obésité

C'est une période où la croissance est relativement lente : deux à trois centimètres par an. C'est l'âge où il faut faire attention à l'obésité. Les enfants ont également d'autres modèles alimentaires, hors de la maison : ils vont voir, par exemple, que chez les copains on mange beaucoup de gâteaux, on boit des sodas et que, devant la télévision, on grignote beaucoup. Ils risquent donc, par imitation, de prendre de mauvaises habitudes. C'est là que peuvent commencer les prises de poids excessives et l'installation insidieuse de l'obésité.

Les nourritures de l'intellect

— Les apports en fer et en zinc doivent être étroitement surveillés. Leur carence entraînerait des difficultés intellectuelles (manque de concentration, de mémorisation…), un ralentissement du rythme des acquisitions psychiques et intellectuelles, une nervosité, une anxiété, une irritabilité, des troubles du sommeil inhabituels qui parfois s'intensifient.

Le fer et le zinc sont contenus dans les viandes, les poissons, les crustacés, les volailles, les légumes secs (lentilles, pois, haricots secs). La carence en zinc peut être à l'origine d'une diminution de l'appétit. L'enfant mangeant moins, d'autres carences sont alors susceptibles de s'installer, se manifestant souvent sous la forme d'une déficience immunitaire : affections saisonnières à répétition, allergies…

— La vitamine B9, que nous trouvons pratiquement dans les mêmes aliments que le fer et le zinc, ainsi que dans certains légumes, favorise la sociabilité et diminue donc l'agressivité.

— La vitamine B12 (viandes, poissons, crustacés, volailles) recharge l'énergie et diminue le risque d'anémie.

— La vitamine C améliore la concentration, l'esprit de décision.

— L'équilibre des acides gras avec l'apport de graisses insaturées améliore la qualité des membranes cellulaires et facilite leur multiplication. Il est à l'origine du bon équilibre nerveux ainsi que du bon fonctionnement du système immunitaire.

Pour toutes ces raisons, l'équilibre alimentaire de l'enfant est important à cet âge. Il contribue à éviter ou à diminuer les difficultés scolaires et à favoriser l'épanouissement de la personnalité.

Dans certaines situations, les compléments alimentaires (multivitamines, zinc, magnésium, etc.) seront utiles pour optimiser la croissance, l'équilibre nerveux et psychique ainsi que les compétences scolaires.

Intéresser l'enfant à la confection des repas

L'enfant à cet âge-là peut commencer à s'intéresser à la préparation des repas dans la cuisine : accompagner les adultes qui font les courses, regarder ses parents confectionner des plats, mettre le couvert, mettre la « main à la pâte » pour des préparations culinaires très simples, voilà autant d'activités qui lui permettront de découvrir petit à petit l'origine des aliments, les secrets de leurs transformations et quelques savoir-faire utiles pour le futur.

À l'école élémentaire, les notions d'éducation à la santé, d'éducation nutritionnelle, d'éducation au goût, de chaîne alimentaire[1] lui permettront de compléter les connaissances acquises dans le milieu familial et de mettre un peu à distance ses propres habitudes alimentaires, d'en explorer d'autres et de développer son esprit critique et une attitude citoyenne vis-à-vis des problèmes de santé publique et de sécurité alimentaire.

Plus tard, devenu adolescent, il aura sans doute plus de facilité pour préparer quelques plats, plus d'appétence pour la gastronomie et plus d'intérêt pour sa santé.

L'équilibre alimentaire, sur la journée

Petit déjeuner

— Un yaourt nature (au bifidus) et 150 ml de lait de soja enrichi en calcium ou lait demi-écrémé
— Céréales ou pain au levain
— Beurre ou fromage de chèvre

1. *Cf.* Chapitres 3, 4.

— Fruits frais ou secs ou compote de fruits (sans sucre) ou jus de fruits frais (orange, citron, pamplemousse pressés) ou jus de fruits du commerce (100 % jus de fruits, sans sucre)

Déjeuner

— Légumes ou crudités ou bien un mélange des deux. Assaisonner à volonté avec, au choix, poivre, sel, vinaigre, citron, moutarde, ail, herbes. Une à deux cuillères à café d'huile végétale vierge de première pression à froid (au choix, olive, noix, soja ou colza)

— 50 à 100 g de viande maigre (bœuf ou veau) ou volaille, maigre ou grasse (poulet, canard, dinde, etc.), ou lapin, ou poisson maigre (cabillaud, merlan, sole, lotte et lieu) ou gras (saumon, truite de mer, flétan, hareng, carrelet, bar, rouget, barbet), ou fruits de mer (huîtres, moules, coquilles Saint-Jacques, crevettes, bulots)

— Un laitage peu sucré (yaourt nature ou fromage blanc que l'on sucre ; fromage au choix)

— Une tranche de pain (de préférence au levain[1])

— Fruits frais ou compote de fruits peu sucrée

Dîner

— Légumes variés, cuits à la vapeur ou bouillis

— Féculents (pâtes, riz, blé, légumes secs, pomme de terre)

— Deux cuillères à café d'huile végétale à mettre pour les légumes : olive, noix, soja ou colza

— Yaourt nature

— Compote de fruits frais ou fruits frais ou jus de fruits

(*NB* : Les jours de cantine, ajouter 50 g à 100 g de viande maigre, volaille ou poisson)

Goûter

— Fruits secs (abricots, figues, dattes, raisins secs) et/ou fruits frais, jus de fruits, compote de fruits

— Oléagineux (noix, noisettes, amandes)

---

1. Le levain est un produit naturel riche en fibres. Il ralentit donc l'assimilation du sucre contenu dans la farine du pain. De plus, il ne contient pas de phytates, présentes dans le pain fait avec de la levure. Les phytates sont des substances inhibant l'assimilation du zinc.

— Pain au levain, avec du beurre ou du fromage ou du chocolat noir
— Lait demi-écrémé et/ou yaourt

Des conseils de bonne conduite alimentaire[1]

– Ne pas sauter de repas.
– Associer fibres et protéines à chaque repas.
– Un laitage à chaque repas.
– Boire un litre chaque jour, de préférence de l'eau minérale.
– Varier au maximum les aliments : les viandes, les poissons, les légumes, les fruits, en fonction des goûts.
– Cuire les viandes ou les poissons à l'huile d'olive en faisant « mijoter ». Ne pas saisir ni griller les aliments. Cuire, surtout les poissons, au court-bouillon, à feu éteint (mettre le poisson cru dans le court-bouillon froid, porter doucement à ébullition et mettre aussitôt hors du feu) ou à la vapeur ou en papillote au four, à feu doux.

Proposer :
– des poissons gras deux à trois fois par semaine ;
– trois légumes chaque jour ;
– trois fruits chaque jour ;
– des œufs une à deux fois par semaine ;
– des yaourts chaque jour ;
– des huiles végétales crues chaque jour (noix, olive, colza).
Des protéines, le matin et à midi, donnent du dynamisme ; les sucres lents, au coucher, procurent un apaisement et aident à mieux trouver le sommeil.

QUELQUES IDÉES DE MENUS PROTÉINÉS[2]

— Salade composée : mélanger tomates, endives, avocats, champignons et assaisonner avec huile d'olive, vinaigre, moutarde, sel, poivre, échalotes
— Saumon en papillote sur lit de poireaux (herbes provençales : thym, laurier)

1. Les règles énoncées ici ne sont pas fondamentalement différentes de celles qui sont proposées aux adultes.
2. L'équilibre nutritionnel de l'enfant, à cet âge, peut être « programmé » sur une semaine. Pour offrir une certaine variété, on propose donc sept menus protéinés et sept menus végétariens.

— Une tranche de pain au levain
— Un yaourt ou du fromage blanc
— Salade de fruits frais

— Caviar d'aubergines (*)
— Escalope de dinde coupée fin, revenue sur un fond de légumes : courgettes, tomates, ail, herbes de Provence, sel, poivre
— Une tranche de pain au levain
— Un yaourt ou du fromage blanc
— Compote de fruits frais de saison

— Salade d'endives et raisins secs, vinaigrette à l'huile de noix
— Purée d'avocat aux sardines à l'huile d'olive (*)
— Une tranche de pain au levain
— Un yaourt ou du fromage blanc
— Compote de poires arrosée du jus d'une orange pressée

— Salade de tomates et de concombres, assaisonnée au citron, huile d'olive, sel, poivre, coriandre fraîche
— Cabillaud cuit sur fond de carottes (coupées en rondelles précuites au micro-ondes ou à la vapeur), ail, une cuillère à café d'huile d'olive, sel, poivre
— Une tranche de pain au levain
— Un yaourt ou du fromage blanc
— Fruits de saison

QUELQUES IDÉES DE MENUS « VÉGÉTARIENS »

— Carottes râpées, avec assaisonnement à volonté : citron ou vinaigre, sel, poivre, une cuillère à café d'huile de noix
— Spaghettis (cuits à l'eau et au gros sel), sauce préparée avec des tomates fraîches, ail, herbes de Provence, une cuillère à café d'huile d'olive
— Un yaourt ou du fromage blanc
— Ananas frais

— Soupe de légumes variés (*)
— Une tranche de pain au levain
— Fromage de chèvre
— Compote de pommes à la cannelle

— Lentilles aux carottes et oignons (*)
— Un yaourt ou du fromage blanc
— Fruits de saison

— Pizza aux légumes (*)
— Yaourt
— Salade de fruits de saison

DES IDÉES DE RECETTES

Purée d'avocat aux sardines à l'huile d'olive

Mixer trois sardines en boîte avec leur huile ainsi qu'un avocat épluché et dénoyauté. Assaisonner de citron à volonté, sel, poivre, moutarde.

Soupes chaudes, en hiver,

avec des légumes variés ou un seul légume : carottes, potiron, courgettes, brocolis...

Soupe avec un seul légume

L'avantage de proposer un seul légume est de familiariser l'enfant avec le goût de celui-ci. On peut y ajouter du gruyère râpé, du lait demi-écrémé. Saler et poivrer.

Soupe de légumes variés

Cuire à la vapeur ou au micro-ondes ou à la casserole, trois légumes variés, au choix (carotte, oignon, courgette ou haricots verts, céleri, poireau). Y ajouter des haricots secs précuits (flageolets, haricots blancs). Assaisonnement : ail, herbes, une cuillère à café d'olive.

Soupes froides, en été

Soupe de concombre : mixer du concombre. Saler, poivrer, parfumer à l'aneth.

Gaspacho : mixer tomates, oignons, concombres, poivrons. Saler, poivrer, décorer de petits morceaux de pain grillé.

Salade composée

Poivrons, tomates, concombres, avocats, riz blanc ou complet froid, mozzarella ou fromage de chèvre. Assaisonnement à volonté : vinaigre, moutarde, échalotes, herbes de Provence. Deux cuillères à café d'huile d'olive ou de noix.

Lentilles aux carottes et oignons

Mettre à cuire pendant une demi-heure, dans l'eau salée, les lentilles, une carotte, un oignon, un bouquet garni, sel et poivre. Assaisonner en fin de cuisson à l'huile d'olive ou de noix.

Pizza aux légumes

Préparer soi-même la pâte à pizza, au minimum une heure et demie avant le repas (100 g de farine à pain, 20 g de levure de boulanger, un demi-verre d'eau, deux cuillères à café d'huile d'olive, sel). Pétrir la pâte, en faire une boule et l'envelopper dans un torchon humidifié. Laisser lever pendant une heure et demie minimum. Étaler la pâte dans le moule à tarte après l'avoir enduit de farine. Recouvrir de tomates fraîches pelées, sel, poivre, légumes variés selon le goût (courgettes, aubergines, champignons, ail, oignons, poivrons, piments), saupoudrer de mozarella ou de gruyère râpé. Après avoir préchauffé le four pendant 15 minutes thermostat 10, mettre la pizza à cuire pendant 25 minutes thermostat 7 ou 8.

Riz

Les enfants aiment souvent le riz. On pourra l'associer à des légumes ou à des féculents.

Il est conseillé de partir des goûts de l'enfant. On peut, par exemple, lui proposer du riz cuit dans un bouillon de légumes ou bien râper quelques légumes dans le riz en augmentant progressivement leur quantité (carottes, oignons, courgettes...). Ainsi, l'enfant s'habituera progressivement à d'autres goûts.

Ce plat peut être, selon le même principe, élaboré à partir de pâtes ou de pommes de terre (ou tout autre féculent pour lequel la préférence est nettement affichée).

QUELQUES RECETTES POUR LES DESSERTS

Mousse de banane au yaourt[1]

Une banane et un yaourt.

Mixer la banane seule, puis ajouter le yaourt et mixer encore une minute. Servir frais.

Ajouter éventuellement de la menthe fraîche ou décorer avec des cerises, des framboises, des fraises, etc.

Pêches « Melba »

Laver les pêches, les couper en tranches.

Mélanger un yaourt avec une cuillère à café de crème fraîche, garnir avec les pêches.

Saupoudrer de sucre vanillé.

---

1. L'idéal est de proposer un fruit agrémenté d'un laitage. Les fruits seront de préférence des fruits de saison, crus ou cuits.

Gâteau de riz[1]

Faire cuire le riz pendant 10 minutes à l'eau bouillante, puis 30 minutes dans le lait demi-écrémé, à feu doux, avec une gousse de vanille, un paquet de sucre vanillé et laisser tiédir. Faire une compote de pommes.
Dans un plat allant au four, faire alterner une couche de riz au lait, une couche de compote de pommes, une couche de riz au lait, etc. Mettre au four pendant 5 minutes.

Crème renversée aux flocons d'avoine[2]

Mélanger trois œufs entiers avec un demi-litre de lait, une gousse de vanille, deux paquets de sucre vanillé, trois cuillères à soupe de flocons d'avoine. Cuire au bain-marie, 35 minutes au four, thermostat 5 ou 6.

Salade de fruits au coulis de framboises fraîches mixées

Laver et couper 5 fraises, 5 framboises, 5 fraises des bois. Mixer une dizaine de framboises pour faire le coulis, à verser sur les fruits. Garnir et parfumer à l'aide de quelques feuilles de menthe fraîche.

---

1. Après un repas sans féculents.
2. *Idem.*

7

Le préadolescent

Le médecin témoigne

Maxime, 13 ans et demi : sucreries et gâteaux secs

Maxime va bientôt avoir 14 ans. Il est extrêmement fatigué depuis son entrée en quatrième. Les problèmes ont démarré, avec un lumbago, un blocage important occasionnant des difficultés à marcher. De plus, il a eu cet hiver de nombreuses infections ORL, une bronchite, etc. Il a souvent manqué l'école.

Les radios et les scanners n'ont montré aucun problème de la colonne vertébrale de nature à expliquer cela. Cet enfant est grand et extrêmement costaud : à son âge, il mesure 1,67 m et il pèse 77 kg… Les parents me disent que, l'année précédente, il a eu une croissance extrêmement rapide.

En même temps, ses goûts alimentaires se sont modifiés : il a manifesté un goût prononcé pour les pâtes, le riz, les pommes de terre, en laissant de côté légumes et viande. Les parents ont des préoccupations professionnelles et ils rentrent tard. La solitude aidant, Maxime s'est mis à grignoter des sucreries et des gâteaux secs devant la télévision. Maman, pour faire plaisir à Maxime, rajoutait tous les jours un peu plus de provisions de ce type.

Le bilan sanguin montre que Maxime manque de fer. Cependant, le fer n'est pas tout seul dans les aliments, il est associé à d'autres nutriments, comme le zinc, les vitamines B, le sélénium. Il faut supplémenter de manière complète et, surtout, il faut réguler l'alimentation. Supplémenter permet en effet de passer un mauvais cap. Mais l'équilibre nutritionnel doit suivre pour que cette situation ne se reproduise pas.

On a également détecté que Maxime avait un petit déséquilibre au niveau de sa statique vertébrale. Cela, ajouté au surpoids et à la fatigue, explique la contracture qu'il a eue au niveau des muscles lombaires.

De plus, Maxime n'aime pas le sport : l'excès de poids l'a complexé, il n'ose plus faire de football ni se mettre en maillot de bain. Les enfants n'avouent pas leurs complexes en général. Je lui ai posé la question : « Est-ce que les copains te posent un problème ? » Il m'a répondu que non, qu'il n'avait pas envie de se dépenser, de faire du sport. Cet excédent de poids – cette masse grasse qui envahit le corps, tout d'un coup – n'est pas bien supportée par l'enfant : il en souffre psychologiquement. Plus on mange, moins on a envie de faire du sport et plus on a envie de manger des sucreries. C'est un « cercle vicieux ».

J'explique à Maxime le principe de l'équilibre nutritionnel et le rôle des nutriments. Le grignotage vient sûrement du fait qu'il se nourrit mal. L'excès de sucre appelle encore du sucre. On peut dire que ce goût excessif est déjà d'une forme de dépendance que les nutritionnistes appellent la « toxico-glucomanie ». S'il équilibre mieux ses repas, il aura moins envie de grignoter, il se sentira plus en forme, il aura peut-être plus envie de marcher, de monter les escaliers à pied et de faire du sport.

Maxime, très motivé, m'a bien écoutée. Le traitement aidant, il a réussi à perdre 4 kg en un mois, à retrouver la forme, l'énergie et la joie de vivre.

Arnaud, 12 ans : des problèmes de peau

J'ai suivi Arnaud jusqu'à l'âge de 6 ans pour des problèmes d'allergie, d'asthme et d'eczéma. Ses parents ont ensuite déménagé. À l'âge de 12 ans, je le revois à nouveau, pour un problème de peau très sèche, d'eczéma, avec, cette fois, des petits boutons d'acné au visage. Arnaud a commencé sa croissance rapide, accompagnant le début de la puberté (plus de 10 cm entre 11 et 12 ans). Il se sent fatigué, perd l'appétit. Sa peau est très sèche, avec des démangeaisons, particulièrement gênantes la nuit. Le traitement a consisté à donner des antihistaminiques nutritionnels : magnésium, zinc, vitamine C et E, acides gras polyinsaturés, en équilibre.

Ce traitement a fait son effet. Bien sûr, il s'est accompagné d'une rééquilibration alimentaire qui a été bien comprise par Arnaud : trois mois après, l'amélioration était très nette. Il avait le sourire et avait repris ses activités préférées, natation et football.

Au début de la puberté, une croissance plus rapide

Le déclenchement de la puberté varie chez les garçons entre 11 et 14 ans. Elle dure quatre ans. Chez les filles, la puberté commence entre 10 et 13 ans et dure deux ans.

Au cours de ces années, on notera deux types de difficultés pour l'enfant : tout d'abord, sa croissance en taille s'accélère. De 4 à 5 centimètres par an, cette croissance est maintenant de 12 centimètres par an environ. Mais son corps change aussi. L'enfant doit, psychologiquement et physiologiquement, s'habituer à cette métamorphose plus ou moins brutale. Il en est fier et, en même temps, il est inquiet. Le conflit entre dépendance et indépendance, par rapport à la cellule familiale, resurgit : « Je veux pouvoir agir tout seul, mais j'ai encore besoin de vous. Je grandis, mais je regrette de ne pas pouvoir rester petit. C'était si confortable ! » Cette fois encore, il a besoin que vous le guidiez à travers ses émotions et ses passions, si violentes qu'elles vous font peur, quelquefois. Il doit apprendre à faire ses choix et par là même à être frustré. Il voudrait « tout » et se sent malheureux lorsqu'il réalise que ce n'est pas possible. Aux parents de canaliser cette fougue pour lui permettre des choix positifs et des renoncements conscients, en rapport avec sa personnalité. Peu à peu, il se sentira revalorisé et plus serein.

Sur le plan alimentaire, il se souvient des conseils familiaux. Il voudra expérimenter d'autres choix. Laissons faire, tout en veillant aux conséquences. N'hésitons pas, cependant, à revenir sur les raisons qui nous poussent à insister pour que les règles soient respectées et à faire connaître notre intérêt pour leur bien-être et leur santé.

Des problèmes de santé

Les adolescents aiment qu'on s'intéresse à eux en tant que personne. La santé est une de leurs préoccupations, même s'ils ne l'avouent pas toujours. Ils se posent beaucoup de questions et s'inquiètent du fonctionnement de leur corps. Les rhumes qui reviennent, les angines à répétition (liées au fait qu'ils grandissent vite et dépensent leurs nutriments à toute allure), les allergies sont souvent source d'interrogations, d'inquiétude et de fatigue. Cela peut aller jusqu'à ressembler à une dépression nerveuse, avec troubles du sommeil, difficultés scolaires et, bien sûr, perturbations de l'appétit.

L'impact des nutriments à cet âge

Les déficiences, plus fréquentes qu'on ne le pense :

Le manque de fer, fréquent chez les filles (surtout après l'installation du cycle hormonal), mais aussi présent chez les garçons, peut être à l'origine de perturbations nerveuses (troubles du sommeil, comportement plus agressif, difficultés de concentration, de mémorisation) ou d'une baisse de la réponse immunitaire.

La baisse du zinc peut être corrélée, comme le fer, à des difficultés intellectuelles et scolaires, mais aussi à des manques de goût, pouvant conduire à une perturbation du comportement alimentaire. L'anorexie est ennuyeuse, à cet âge, car l'enfant continue à grandir et ses carences ne font que s'aggraver.

La supplémentation en zinc sera nécessaire pour récupérer plus rapidement un meilleur appétit et améliorer l'équilibre nutritionnel.

Les carences en vitamine B pourront aussi être à l'origine d'une baisse de l'énergie, avec diminution des capacités intellectuelles (attention, mémorisation) mais aussi perturbations d'allure psychologique telles qu'une diminution de la sociabilité (due à la carence en vitamine B9), avec instabilité émotionnelle, tendance à l'introversion, altération de l'humeur et de la confiance en soi. La carence en vitamine B1 peut être à l'origine d'une réduction des capacités d'adaptation sociale, entraînant comportements antisociaux et agressivité. (Dr J.-P. Curtay, 1997)

La carence en vitamine C peut être à l'origine d'une augmentation de la nervosité, d'une altération de l'humeur, de l'équilibre émotionnel ainsi que des capacités de concentration.

Les déficiences en calcium, en magnésium, en vitamine D. Les aliments riches en calcium et magnésium sont à l'origine de la minéralisation osseuse, d'une part, de l'équilibre nerveux, d'autre part.

Chez les filles, les apports de calcium, pendant la phase pubertaire, sont à l'origine de la constitution de leur capital osseux.

La bonne minéralisation osseuse à cet âge prévient l'ostéoporose postménopausique. Une supplémentation en vitamine D sera prescrite systématiquement, dans les pays peu ensoleillés, pendant les périodes hivernales.

Le magnésium est important chez les filles car les sécrétions œstrogéniques « surconsomment » le magnésium. Chez les garçons, il est utile lorsque l'activité physique est importante. Le magnésium recharge l'énergie de l'organisme, en même temps qu'il est un sédatif nerveux, un antispasmodique et un antihistaminique (antiallergique). Il permet de lutter contre les toxiques, en neutralisant certains polluants (mercure, plomb, tabac...).

Le phosphore ne manque pas dans l'alimentation. Il ne faut pas en avoir trop : par exemple, les sodas, trop riches en phosphore, diminuent l'assimilation du calcium.

L'étude effectuée dans le Val-de-Marne, en 1991, par le Dr Simon Hercberg[1], montre qu'effectivement les apports en vitamines B1, B6, B9, E, zinc et magnésium diminuent de façon très significative entre 10 et 18 ans chez les filles et les garçons.

GARÇONS	FILLES	APPORTS QUOTIDIENS RECOMMANDÉS
+ de 40 %	+ de 70 %	ne reçoivent pas les AQR en vitamine B1
+ de 50 %	+ de 80 %	ne reçoivent pas les AQR en vitamine B 6
+ de 40 %	+ de 50 %	ne reçoivent pas les AQR en vitamine B 9
100 %	100 %	ne reçoivent pas les AQR en vitamine E
+ de 70 %	+ de 95 %	ne reçoivent pas les AQR en zinc
+ de 30 %	+ de 160 %	ne reçoivent pas les AQR en magnésium

1. Hercberg S. et alii, « Apports nutritionnels d'un échantillon représentatif de la population du Val-de-Marne », *Revue épidémiologique*, Publication Health, 1991.

Selon cette étude, les enfants de 10 à 18 ans se nourrissent de façon déséquilibrée, avec une prédominance des carences chez les filles.

Comment inciter aux bonnes habitudes alimentaires ?

Si les bonnes habitudes alimentaires sont prises antérieurement à cette période, il peut arriver que l'enfant les conserve, même si, quelquefois, les premiers repas entre copains entraînent une rupture de cet équilibre alimentaire. Cela sera occasionnel et ne nécessitera pas que l'on s'en inquiète. Si cela se répète plus souvent, il conviendra que les parents soient plus vigilants, à la maison.

Il auront alors le souci de ne remplir le réfrigérateur qu'avec des produits conseillés, c'est-à-dire riches en nutriments : yaourt, lait, compotes de fruits, fromages, poulet, viande, poisson, œufs, jambon, légumes frais ou surgelés, fruits.

On fera la chasse aux calories « vides » : barres chocolatées, crèmes trop sucrées, sodas, biscuits…

Dans les placards, on privilégiera les céréales peu sucrées (mueslis, flocons), les pâtes, le riz, les lentilles, le pain au levain, le chocolat noir.

Ces précautions éviteront le grignotage de produits trop sucrés et trop gras qui sont à l'origine d'une perturbation importante de l'équilibre nutritionnel.

Quelques règles simples pour équilibrer l'alimentation au quotidien

Les besoins de l'enfant, liés à la croissance, à cet âge-là, nécessitent une alimentation variée comportant :

100 à 150 g par jour de protéines animales, pour les apports en acides aminés, fer, zinc, sélénium et vitamines B. Ces protéines animales seront données sous forme de viande ou volaille (de préférence maigre, car plus concentrées en protéines : entre 20 et 25 %) ou de poisson ;

— trois fruits, trois légumes par jour contenant :

les vitamines antioxydantes : vitamine C, bêta-carotène, autres caroténoïdes ;

les fibres, indispensables à l'équilibre de la flore digestive ;

— du lait ou des laitages (des yaourts, surtout), à chaque repas, pour les apports en calcium et magnésium ;

— des féculents, au dîner, pour favoriser un bon sommeil et régulariser la glycémie ;

— des oléagineux, une fois par jour, pour leur richesse en calcium, magnésium, vitamines B et acides gras polyinsaturés ;

— des fruits secs (abricots, figues, raisins secs...), pour leur richesse en caroténoïdes et en fibres.

Équilibrer, mais comment le faire accepter ?

Il est très important de guider l'enfant de cet âge dans ses goûts alimentaires mais aussi d'être le plus possible présent au moment du repas. Attendre l'enfant, le faire participer à la préparation des repas, l'intéresser à l'art de la cuisine, sont autant de façons de le valoriser.

Certains goûts sont déjà acquis, mais d'autres peuvent encore être découverts, à l'infini. Négocier, sans forcer, un changement d'attitude par rapport à la période précédente, en expliquant les bienfaits que peuvent procurer certains aliments. Parler de ce changement, à une période où l'enfant sent bien qu'il ne sera plus jamais comme avant, va dans son sens. C'est reconnaître qu'il n'est plus un « petit ». C'est donc l'aider à reconstruire cette carapace qu'il a perdue en changeant de corps (*cf.* « Le Complexe du homard », Françoise Dolto)[1]. C'est lui montrer que, au-delà des conflits propres à cette période, nous avons compris sa vulnérabilité et nous l'aidons ainsi à construire son avenir.

Pour réaliser cet équilibre

On pourra commencer à s'inspirer, pour cette période, des recettes proposées aux adolescents.

Cependant, à titre d'exemple, quelques recettes, appréciées à cet âge, sont proposées dans le menu suivant :

1. *Paroles pour adolescents ou le Complexe du homard*, Dolto F., Dolto-Tolich C., Parcheminier C., Gallimard Jeunesse, 1999.

ENTRÉE

Salade de crudités en fonction des saisons, selon les goûts : salades vertes, tomates, concombres, radis, poivrons rouges, etc.

PLAT PRINCIPAL

Steak ou steak haché grillé ou poulet rôti ou poisson que l'on pourra accompagner de ***légumes grillés au four*** : pommes de terre nouvelles, par exemple, coupées en rondelles et passer au four avec du sel de Guérande. Ce sont des « frites » diététiques, riches en vitamines (les pommes de terre nouvelles contiennent en effet beaucoup de vitamine C) et contenant peu de graisses saturées.
On peut proposer, pour agrémenter ce plat, une sauce faite avec du fromage blanc, de la ciboulette, du sel, du poivre et éventuellement de la moutarde, en fonction des goûts.

DESSERT
voir recettes du chapitre précédent

Le dessert sera composé d'un *laitage* (yaourt ou fromage blanc), de ***fruits frais*** ou de ***fruits cuits*.**

8

L'adolescent

Le médecin témoigne

Charlotte et la passion des sucreries

Charlotte, 16 ans, a suivi plusieurs traitements dermatologiques ainsi que deux cures d'antibiotiques. Son acné reste rebelle, s'aggravant à l'occasion du cycle hormonal, d'un examen à passer, et autres préoccupations. Elle se sent très anxieuse, fatiguée, irritable, pleurant à la moindre contrariété. Les résultats scolaires sont en baisse. Bien que très sociable, elle n'a plus envie de rencontrer ses camarades en raison du complexe dû à l'accumulation des boutons sur le visage.

Depuis quelques années déjà, Charlotte avoue avoir une alimentation très sucrée : cake au petit déjeuner, petits-suisses très sucrés, barres chocolatées plusieurs fois par jour ; baguette de pain blanc à tous les repas et, en cas de creux, quelques petits gâteaux au chocolat. Quand elle a soif, elle privilégie les boissons sucrées gazeuses.

Elle a du mal à abandonner ses « goûts d'enfant ». À côté de ces excès, elle ne consomme aucun légume ; elle ne mange que très peu de fruits, très peu de viande, pas du tout de poisson. Le bilan montre une carence importante en fer. De plus, Charlotte présente une constipation sévère, avec des douleurs abdominales.

La rééquilibration nutritionnelle – avec des suppléments de zinc, fer, vitamines B, vitamine C – lui a permis de reprendre goût à certaines saveurs. Par ce biais, elle a peu à peu repris une alimentation équilibrée. Son état général, son état psycho-émotionnel et sa peau se sont nettement améliorés.

Stéphane a mal au ventre...

Stéphane se plaint d'avoir mal au ventre. À 17 ans, il redouble son année de terminale. Il se retrouve avec des camarades qu'il connaît mal. Refaire le programme n'est pas tellement drôle. L'école ne le passionne pas, cette année.

Le repas de midi, pris à la cantine, se passe correctement. Mais lorsqu'il rentre à la maison il va « se venger » sur le réfrigérateur : cinq yaourts, quatre crèmes au chocolat, trois flancs… Aujourd'hui, il se plaint d'avoir trop souvent mal au ventre et à l'estomac. Il n'a pas pensé que ses crises de boulimie pouvaient provoquer ces douleurs. Par ailleurs, il se trouve « moche », trop gros (1,74 m pour 80 kg) et, pour ne rien arranger, il a de l'acné. Il ne veut plus voir ses copains.

Il aimerait arrêter l'école, ne plus vivre en ville, fuir à la campagne, jardiner… Il souffre, cette année, chaque matin, dans sa tête et dans son corps.

Au cours de l'entretien, il avoue être « déprimé ». Je lui conseille de se faire aider à l'extérieur de la maison, de confier ses soucis à une personne, un psychologue par exemple qui écoute mais ne juge pas. Il a plutôt honte de son corps, honte d'avoir redoublé sa terminale.

Je lui prescris des « antidépresseurs nutritionnels » : mélanges d'acides aminés, de vitamine B, de zinc et d'antioxydants tels que la vitamine C, la vitamine E ou le bêta-carotène.

Je revois Stéphane, trois mois après. Il a entrepris une psychothérapie, en parallèle avec le traitement. Il communique mieux, aujourd'hui, avec ses parents et ses camarades. Il se sent mieux dans sa peau, mange de manière équilibrée et pense à la réussite au bac.

Les caractéristiques de cet âge

Un âge où l'on se sent invincible

L'adolescence suit la préadolescence mais les limites entre les deux sont floues. C'est autour de 16 ans, environ, que l'adolescent s'installe dans son corps d'adulte. La métamorphose se termine et il doit accepter cette nouvelle apparence. Sa psychologie change : il est en train de fabriquer sa nouvelle « carapace ». Il structure sa personnalité et il prend conscience des énormes capacités qu'il doit canaliser pour construire son avenir. Cette force le rend « invincible ». Il voudrait réaliser ses rêves, ses passions, et nous, parents, nous sommes inquiets car nous savons que des dangers le guettent : en particulier, certaines conduites, pour ressembler à des « grands », telles que la consommation d'alcool, de tabac ou de drogue, mais aussi la vitesse au volant ou en moto. Ils nous « déparentisent » (pour parler comme Françoise Dolto), nous signifiant ainsi que nous devons changer nos comportements, afin de mieux les aider à devenir adultes.

Nos enfants aiment que nous les mettions devant leurs responsabilités et que nous leur fassions confiance. À nous, donc, de ne pas laisser passer les occasions de comprendre, de justifier, d'expliquer certains de leurs comportements qui nous défient et nous interpellent. La communication doit s'intensifier, même au fil des conflits. Il convient de leur parler des difficultés qu'ils rencontrent, des bons choix à effectuer, des options possibles pour leur permettre de s'épanouir et d'exprimer leur personnalité. Si les difficultés deviennent préoccupantes, ne pas hésiter à avouer nos propres limites et à les inciter à trouver, ailleurs qu'à la maison, des interlocuteurs pour répondre aux questions qu'ils se posent.

Être en bonne santé et bien dans sa peau est un sujet qui passionne ces adolescents. Ils voudraient tous savoir comment fonctionne ce corps qu'ils ne connaissent pas encore très bien.

Fast-food et convivialité

Les préadolescents et les adolescents ont un réel besoin de sortir. La prise des repas, hors de la maison, en groupe, entre copains est importante. Alors, à condition que cela ne se renouvelle pas chaque jour, pourquoi ne pas accepter qu'ils rencontrent leurs camarades au fast-food[1] ? Lorsqu'ils se réunissent chez l'un ou chez l'autre, ils commandent plutôt des pizzas ou organisent des repas de pâtes.

Si cela est compensé par une nourriture équilibrée à la maison, cela n'a que peu d'importance. L'enfant éveillé au goût, intéressé par son équilibre nutritionnel, fera la différence. À cet âge, il appréciera aussi de découvrir de nouvelles saveurs, à la maison comme à l'extérieur, et pourra s'intéresser à l'art culinaire et à la gastronomie.

1. McDonald's a lancé une publicité étonnante : partant du fait que 16 % environ des enfants sont obèses, le roi du hamburger coupe court aux critiques dont il est l'objet en conseillant de ne pas dépasser une visite par semaine dans un fast-food…

Il n'est jamais trop tard pour apprendre à bien se nourrir, jamais trop tard pour comprendre que le manque d'entrain et la fatigue peuvent être en relation avec la nutrition.

Alimentation et acné

L'équilibre alimentaire influence les sécrétions hormonales par l'intermédiaire des radicaux libres. L'acné est une production exagérée d'hormones androgéniques (hormones mâles), que ce soit chez les garçons ou chez les filles. Sous l'influence de ces hormones, la peau du visage, du cou, des épaules et du torse peut produire un excès de sébum. Cette séborrhée va obstruer les pores de la peau qui se dilatent et s'infectent, produisant le bouton ou le kyste. La vie émotionnelle influence l'évolution de l'acné, par l'intermédiaire des neuromédiateurs qui gèrent le fonctionnement de la glande hypophysaire.

L'alimentation équilibrée peut diminuer cette production de radicaux libres : les fruits et les légumes consommés chaque jour, les viandes maigres, les laitages peu gras et peu sucrés vont avoir une influence favorable, contrairement aux aliments trop sucrés et trop gras, aux sodas, au tabac et à l'alcool.

Des compléments alimentaires adaptés amélioreront encore cette situation. L'homéopathie peut être d'un grand secours. Mais, quelle que soit la formule, il convient de ne pas perdre de vue que, dans ce contexte, l'acné peut jouer un rôle désastreux, induisant le repli sur soi et l'isolement.

Anorexie et boulimie

À la suite d'une maladie ou d'une grande contrariété, il arrive que l'adolescent perde l'appétit. Dans ce cas, ce n'est qu'un épisode transitoire, souvent en relation avec la déficience en zinc, secondaire à la dépense excessive. Le zinc étant nécessaire à l'appréciation du goût des aliments, son absence sera suivie d'une perte d'appétit ou, au contraire, d'une recherche excessive de satisfactions orales, entraînant la boulimie.

L'anorexie ou la boulimie peuvent alors s'installer. Des filles et des garçons en sont victimes, notamment lorsqu'il s'agit de personnalités sensibles, perfectionnistes, méticuleuses.

Trop de messages médiatiques convergent actuellement vers le culte de la minceur. À la maison, aussi, on parle beaucoup trop d'alimentation : « faire attention », « ne pas grossir », « manger light »… Peu à peu l'appétit diminue. Le jeûne a quelque chose d'exaltant, au point que l'euphorie s'installe. À ce stade, nous devons réagir rapidement. Une aide extérieure spécialisée est souvent nécessaire pour débloquer la situation.

Ces dérives du comportement alimentaire témoignent de la préoccupation majeure de l'adolescent pour son apparence physique. En mangeant différemment, il pense pouvoir retarder l'échéance de la mue, du « changement de peau ». Les jeunes filles anorexiques, notamment, semblent vouloir garder plus longtemps leur aspect d'enfant.

Le plaisir de la découverte

Beaucoup de jeunes gens s'intéressent à la cuisine et à la gastronomie. Ils aiment découvrir, au cours de leurs sorties, dans les restaurants, de nouvelles saveurs.

La convivialité, à cet âge-là, la sociabilité autour de la table doivent être favorisées. Pourquoi ne pas investir de temps en temps dans des repas au restaurant, pour piquer la curiosité des adolescents et répondre à leur envie de nouveauté. Ils ont envie de sortir de l'enfance, de balayer leurs habitudes, les vieilles recettes de papa et maman, ils ont envie de changer aussi de nourriture. Ils sont tout à fait prêts à faire de nouvelles expériences qui peuvent être source de plaisir pour eux, à condition, bien sûr, que les parents les y encouragent.

Des adolescents aux fourneaux ?

Peut-on apprendre aux adolescents à préparer leurs repas eux-mêmes ? Pour certains d'entre eux, cet apprentissage a peut-être commencé dès l'enfance. Avec un peu de patience, on peut leur montrer comment confectionner des plats simples[1]. Il vaut mieux qu'ils préparent quelques plats avec des produits naturels, de bonne

1. Oliver M., *La cuisine est un jeu d'enfant*, Plon, 1976.

qualité, plutôt que d'acheter des plats cuisinés industriels, plus chers et pas toujours excellents pour la santé.

Ainsi, un plat de pâtes est plus intéressant que le fast-food. Sur les pâtes, nos apprentis cuisiniers peuvent ajouter du gruyère, des œufs, des légumes, des sauces, en fonction de leur goût et de leur fantaisie du moment. Une « spaghettis-partie », entre copains, peut être un moment très convivial !

Peut-on leur préparer des plats qu'ils trouveront dans le réfrigérateur ? Quand ils se réunissent entre eux, les adolescents préfèrent bien souvent cuisiner eux-mêmes. Le plat préparé par maman n'est pas forcément ce que les copains voulaient manger ! Préparer des repas entre adolescents crée du lien social, des relations, incite à la créativité. Dans ce domaine, les filles, culturellement, sont davantage portées à cuisiner. Mais les mœurs évoluent vite, dans ce domaine : dans les jeunes couples d'aujourd'hui, les garçons se mettent aussi aux fourneaux. Après tout, les grands chefs sont souvent des hommes. Un peu d'éducation et la parité peut exister dans ce domaine !

En ce qui concerne les desserts, les adolescents vont souvent vers les produits les plus simples : glaces, compotes de fruits, gâteaux déjà prêts à consommer… Certains d'entre eux sont cependant ravis d'avoir une spécialité en matière de dessert : par exemple, des gâteaux au chocolat ou des crêpes, à condition, bien sûr, qu'on leur en ait appris la recette. Ils sont fiers de montrer aux autres qu'ils savent confectionner des plats. Dans leur cercle social, c'est aussi valorisant pour eux que de jouer d'un instrument de musique, par exemple, et c'est très apprécié par les convives.

L'équilibre alimentaire de l'adolescent

Quelques principes de base

Des *fruits* (trois par jour) et des *légumes* (trois par jour) pour avoir une jolie peau, de l'énergie, de bonnes capacités intellectuelles et de bonnes défenses immunitaires.

Des *protéines animales* : viande, poisson, volaille (150 à 200 g par jour), pour les apports : en acides aminés (favorisant l'équilibre nerveux, la mémoire, la concentration) ; en fer, en zinc, en sélénium (meilleure humeur, sommeil plus réparateur, meilleur appétit et défenses immunitaires renforcées) et en vitamines B, source d'énergie, bonnes pour la peau et le système nerveux.

Des *laitages* à chaque repas, nécessaires à la croissance, à l'équilibre nerveux à la minéralisation osseuse.

Des *huiles végétales* de colza, noix et soja, pour l'équilibre nerveux et cutané ainsi que pour l'amélioration du système immunitaire.

Des *oléagineux*, chaque jour, tels que noix, noisettes, amandes pour les apports en acides gras polyinsaturés, calcium et magnésium ; ces oléagineux sont source d'équilibre nerveux et de croissance harmonieuse.

L'équilibre alimentaire sur la journée

Au petit déjeuner :

Café noir léger ou thé léger, sans sucre (édulcorants autorisés)

Yaourt nature ou lait de soja enrichi en calcium ou lait d'amandes

Céréales non sucrées ou pain au levain

Beurre ou fromage de chèvre

Fruits ou compote de fruits (sans sucre) ou jus de fruits frais (orange, citron et pamplemousse pressés, ou jus de fruits du commerce (100 % jus de fruits sans sucre).

Au déjeuner :

Légumes ou crudités ou bien un mélange des deux, assaisonnés à volonté avec, au choix, poivre, sel, vinaigre, citron, moutarde, ail, herbes

2 cuillères à café d'huile végétale vierge de première pression à froid : noix, soja ou colza, huile d'olive pour cuire à feu doux (moins de 100 degrés). Éviter de faire frire, ou, en cas de nécessité, faire frire à l'huile d'arachide

100 g à 150 g de viande maigre (bœuf ou veau) ; ou de volaille, maigre ou grasse (poulet, canard, dinde, etc.) ; ou de lapin ; ou de poisson maigre (cabillaud, merlan, sole, lotte et lieu) ou gras (saumon, truite de mer, flétan, hareng, carrelet, bar, rouget, barbet) ; ou de fruits de mer (huîtres, moules, coquilles Saint-Jacques, crevettes, bulots)

Une tranche de pain au levain

Un yaourt ou du fromage

Fruits frais ou compote de fruits peu sucrée

Au dîner :

Trois jours par semaine, un dîner « végétarien » :

Légumes variés (vapeur ou bouillis)
Environ 100 g de féculents (pesés cuits) : pâtes, riz ou légumes secs ou pommes de terre
Une tranche de pain au levain
Yaourt ou fromage

Quatre jours par semaine, un dîner « protéiné » :

100 g à 150 g de viande maigre (bœuf ou veau), volaille, lapin, poisson maigre ou gras
Légumes variés (vapeur ou bouillis), au minimum 200 g
Une tranche de pain au levain
Yaourt ou fromage

Tous les jours

Deux cuillères à café d'huile végétale (noix, soja ou colza) ; assaisonnement à volonté
Une tranche de pain au levain
Yaourt ou fromage
Fruits frais ou compote de fruits frais ou jus de fruits

Des menus pour l'adolescent

Pour cette période, les menus pourront être composés à partir d'un plat principal et d'un dessert, en s'inspirant des recettes présentées ci-dessous. Ils pourront apprendre à cuisiner eux-mêmes ces plats.

EN GUISE DE PLAT PRINCIPAL

Salades simples ou composées

Ces salades peuvent varier, en fonction des goûts, de la salade niçoise à la salade exotique, en passant par de simples tomates « à la croque au sel ».

— *Salade de tomates, mozzarella, basilic*
Couper les tomates en rondelles et la mozzarella en morceaux. Ciseler le

basilic et le mélanger avec du citron ou du vinaigre basalmique, de l'huile d'olive, du sel et du poivre.

— *Salade de mâche, avocat, pommes (fruits), noix*

On peut y ajouter des restes de poulet ou des œufs durs ou « mollets », pour en faire un plat unique. Pour la sauce, mélanger vinaigre balsamique, sel et poivre.

— *Mélange de crudités*

On peut mélanger, au choix, tomates, poivrons rouges, concombres, oignons, cornichons, etc.

Assaisonner avec huile d'olive, vinaigre balsamique et ciboulette.

Les œufs

— *Omelette paysanne*

œufs, oignons, pommes de terre, jambon, sel, poivre.

— *Œufs au plat*

On peut les faire cuire à l'eau salée ou à l'huile d'olive. Saler, poivrer, parfumer à l'estragon.

— *Œufs brouillés*

Il est possible de brouiller les œufs dans le lait ou dans une sauce tomate.

Le poulet rôti

Faire cuire le poulet au four (thermostat 7), environ une demi-heure ou un peu plus, en fonction de la taille du poulet. Saler, poivrer. On peut parfumer avec des herbes (thym, laurier, estragon, coriandre…) ou avec du curry en poudre.

Le bifteck grillé

Sur le bifteck grillé, on pourra ajouter une sauce préparée à l'avance, avec des échalotes, du vin rouge et de la crème fraîche.

Pour réaliser cette sauce, couper les échalotes finement et les faire revenir dans l'huile d'olive. En fin de cuisson, ajouter le vin rouge puis la crème fraîche.

Les légumes

Haricots verts, au micro-ondes :

les haricots verts frais ou surgelés cuisent facilement aux micro-ondes (n° 7). Couvrir après avoir salé et poivré.

Pommes de terre au four :

laver les pommes de terre nouvelles et les couper en rondelles avec la peau. Les étaler sur une feuille de papier sulfurisée. Saler, poivrer. Cuire au four (thermostat 7), pendant 20 minutes.

Les mélanges avec des pâtes

Pâtes « bolognaises » :

faire cuire les pâtes dans l'eau bouillante salée. Préparer la garniture en faisant cuire dans une poêle les tomates (fraîches ou surgelées), avec huile d'olive, sel, poivre, ail. On y ajoutera le bifteck haché, écrasé à la fourchette.

Pâtes « carbonara » :
faire cuire les pâtes dans l'eau salée. Pendant ce temps, mélanger dans un saladier du gruyère râpé, du jambon coupé en dés, un jaune d'œuf. Quand les pâtes sont cuites, les égoutter et les mélanger avec la garniture ainsi préparée dans le saladier.
Pâtes aux fruits de mer :
faire cuire les pâtes dans l'eau bouillante salée. Par ailleurs, dans une poêle, faire revenir dans l'huile d'olive les fruits de mer (crevettes, moules, calamars frais ou surgelés…), avec du citron et une pointe d'ail. Égoutter les pâtes et ajouter la garniture.

Les mélanges avec le riz (risottos)

Riz à l'indienne :
faire revenir dans la poêle oignons et carottes. Ajouter une tomate. Laisser cuire à feu doux dans l'huile d'olive, en couvrant. Ajouter eau, sel, curry en poudre et éventuellement un peu de piment. Ajouter enfin le riz et laisser cuire ce mélange, sans couvrir.
Risotto aux légumes :
carottes, courgettes, navets, oignons. Faire cuire les légumes, ensemble, dans l'eau salée, légèrement poivrée. Utiliser l'eau de cuisson pour faire cuire le riz. Couper les légumes en petits morceaux et les additionner au riz. Parfumer au thym ou à l'estragon.

Les pizzas

Faire la pâte (ou utiliser une pâte surgelée).
Couper les tomates en fines rondelles, le jambon et la mozzarella en morceaux. Disposer quelques olives.
Faire cuire à feu moyen (thermostat 6 ou 7), pendant 25 minutes.

Les sandwiches

Si l'occasion se présente, pour un pique-nique ou un voyage, préparer un sandwich « équilibré », avec les ingrédients suivants : pain au levain, crudités, œufs durs, thon au naturel, sel, poivre.
Variantes :
Pain au levain, tomates et thon.
Pain au levain, tomates, concombres, steak haché.

EN GUISE DE DESSERT

Cake au yaourt

L'unité de mesure est le pot de yaourt :
3 pots de farine
2 pots de sucre en poudre

1 sachet de levure chimique
3 œufs
1/2 pot d'huile.
Mélanger le tout dans un saladier, en malaxant bien. Faire cuire à four chaud pendant quinze minutes.

Cake au yaourt au chocolat

Même recette que pour le cake au yaourt. On y ajoutera une tablette de chocolat noir, fondu au bain-marie ou au micro-ondes.

Compote de pommes à la cannelle

Couper les pommes en quatre et évider le centre. Saupoudrer de sucre vanillé et de cannelle. Laisser cuire 10 minutes au micro-ondes (7).

Riz au lait vanillé

Un verre de riz pour un demi-litre de lait. Une gousse de vanille.
Faire cuire le riz dans le lait avec la gousse de vanille, au four (thermostat 6), pendant 30 minutes.

Les salades de fruits

En fonction des saisons et des goûts, on mélangera les fruits et on parfumera ces salades à la menthe ou à la fleur d'oranger.

En été :
Salade de fruits rouges.
Salade de pêches, brugnons, abricots, etc.

En hiver :
Salade de pommes, poires, oranges, etc.

Troisième partie

À L'ÉCOLE DU GOÛT

9

L'éducation du goût à l'école

Comme la famille, l'école commence à se préoccuper de l'éducation du goût. Le goût est en effet « à la mode », paradoxalement, au moment où les aliments que nous trouvons dans les grandes surfaces ont une saveur uniforme.

L'école, assez récemment, s'est donc emparée de cette notion, pour développer chez les enfants, à côté d'une « éducation nutritionnelle », une « éducation au goût ».

Derrière cette préoccupation, il y a, bien sûr, celle d'un développement de toutes les formes d'intelligence, y compris celles qui ont un rapport avec l'éveil sensoriel, avec les cinq sens.

Autrefois, cette éducation alimentaire avait une place privilégiée dans les cours de « morale », avec un souci de prévention, de santé publique : garantir les enfants contre des conduites déviantes, telles que l'alcoolisme par exemple.

Aujourd'hui, à l'école, la réflexion sur l'art de bien se nourrir répond à d'autres objectifs. Cette éducation a sa place dans les programmes de sciences – à travers la connaissance du corps humain – et elle figure aussi en bonne place dans l'éducation artistique et culturelle. Ainsi a-t-on vu se développer, à l'école, des classes à « projet artistique et culturel » sur le goût.

La connaissance de notre patrimoine culinaire, de nos produits du terroir, de nos spécialités françaises tant prisées des touristes devrait garantir à long terme le maintien de nos bonnes traditions culinaires. Ces produits du terroir, particulièrement savoureux pour certains, devront être intégrés dans un programme d'équilibre nutritionnel.

Cette éducation commence à la maison et elle se poursuit à l'école primaire et dans le secondaire. Certains adolescents se spécialisent dans des métiers en rapport avec l'hôtellerie et la cuisine, filières encore malheureusement trop peu attractives. Nous commençons à manquer cruellement de bons professionnels dans ces métiers exigeants mais fort prisés, en France comme à l'étranger.

Un précurseur, Jacques Puisais

En 1988, l'Institut français du goût a été créé, à Tours, par Jacques Puisais[1], pour dispenser des apprentissages sur le goût et la dégustation des aliments.

Cet institut a mis en place, à l'époque, des « classes d'éveil sensoriel chez l'enfant ». Des animateurs, formés par Jacques Puisais, venaient dans les classes d'école primaire pour faire découvrir aux enfants les propriétés gustatives des aliments et les informer sur la santé alimentaire.

Jacques Puisais est à l'origine des rencontres entre les élèves et les grands chefs de cuisine pendant la « semaine du goût » qui revient chaque année. Ces rencontres sont synonymes de découvertes gustatives, d'émerveillement et toujours d'échanges avec ces professionnels de la cuisine qui permettent d'acquérir un vocabulaire nouveau pour exprimer des sensations et des émotions inédites.

Meilleure connaissance des aliments, éducation à la santé, découverte de la gastronomie qui fait partie de notre culture… tels étaient les principaux objectifs. Dans ces classes du goût, les enfants devaient regarder, écouter, sentir les aliments avant de les goûter et de verbaliser leurs sensations gustatives.

Jacques Puisais en lançant ces expériences de « classes du goût » faisait le pari que les enfants essaieraient de retrouver, une fois devenus adultes, ces émotions gustatives et qu'ils pourraient

1. Jacques Puisais, œnologue de réputation internationale, a écrit *Le Goût de l'enfant*, Flammarion, 1987.

même devenir, dans leur famille, prescripteurs d'une meilleure nourriture.

L'Institut français du goût a été rebaptisé « Institut de dégustation »[1]. Son directeur continue à œuvrer pour expliquer la richesse des aliments et l'intérêt affectif, émotionnel, culturel, qu'ils suscitent en nous : « La dégustation est l'occasion d'opérer un véritable examen sensoriel de l'aliment. L'éducation du goût est un facteur puissant d'ouverture, de communication et d'intégration. Une meilleure connaissance de notre corps et de notre culture nous rend responsables de nos choix alimentaires. En améliorant et en enrichissant nos expériences avec les aliments, nous favorisons notre épanouissement et notre équilibre. »

Un professeur des écoles témoigne

« Je considère que la cantine est aussi un moment éducatif et que mon rôle, quand je suis de surveillance au réfectoire, est d'apprendre aux enfants à se tenir bien à table, à ne pas crier, à respecter les aliments, à manger de manière équilibrée. Nous avons la chance dans notre école d'avoir un chef cuisinier qui prépare les repas sur place et veille à la qualité et au goût des plats.
Je parle à mes élèves de cours moyen 2 de la composition des aliments en sciences naturelles et de l'équilibre nutritionnel. Je me suis également intéressé, pendant un temps, aux ateliers du goût, lancés par l'Institut français du goût qui a mis en place, dans des classes volontaires, des moments d'éveil sensoriel et de découverte de certains mets nouveaux, de certains produits du terroir, pour sortir du steack-frites et du hamburger et peut-être influencer ensuite les parents à la maison… J'ai même demandé à un grand chef de notre ville, en octobre dernier, de venir dans ma classe pour leur faire connaître de nouvelles saveurs. Certains faisaient la grimace au début en goûtant le foie gras qu'il avait amené ! D'autres en ont redemandé. C'est important aussi que les jeunes générations ne perdent pas la mémoire de ces saveurs régionales qui font partie, après tout, de notre patrimoine culturel ».

1. Source : http://degustation.net, site de l'Institut de dégustation.

Hervé This, un homme de goût

Hervé This, chimiste à l'INRA et chercheur au Collège de France[1], à travers les expérimentations qu'il propose en classe aux élèves dans le cadre d'« Ateliers expérimentaux du goût[2] », est dans le droit fil de cette éducation au goût.

En tant que savant, il part en guerre contre les idées reçues : ainsi, pour lui, il n'existe pas quatre saveurs, comme on l'a longtemps prétendu, mais une infinité. Il invite à cuisiner pour mieux maîtriser l'alimentation.

Il nous conseille d'être attentif aux sensations lorsque nous goûtons un aliment : la couleur est une composante du goût, le toucher nous renseigne, l'odeur est un élément non négligeable. Enfin la sensation de saveur, en bouche, est donnée par les papilles de la langue.

« Dans la bouche, l'aliment chauffé et décomposé par la mastication laisse évaporer d'autres molécules aromatiques qui remontent vers le nez par l'arrière de la bouche, par les fosses rétronasales. C'est encore l'olfaction qui est en jeu, et l'on devrait réserver le terme d'arômes à ces odeurs. »

Le cerveau de celui qui goûte va interpréter l'ensemble des sensations gustatives, olfactives, mécaniques, thermiques et les associer aux expériences individuelles ou sociales, aux émotions, aux apprentissages… Bref, le goût est quelque chose de synthétique qui résulte en grande partie de nos interactions avec l'environnement.

Le goût en cuisine :
quelques conseils d'Hervé This

Hervé This travaille avec les plus grands chefs de cuisine. Toutes les expériences qu'il a observées, en tant que chimiste, lui permettent de donner quelques règles simples pour optimiser les goûts en cuisine :

1. Hervé This est chercheur au Collège de France. Il est physico-chimiste à l'INRA (direction scientifique Nutrition humaine et sécurité des aliments), responsable du laboratoire de chimie des interactions moléculaires du Collège de France et conseiller scientifique de la revue *Pour la science*.

2. « Les Ateliers expérimentaux du goût » sont sur le site Internet du Centre régional de documentation pédagogique de Paris : http://crdp.ac-paris.fr

— Éviter de jeter l'eau de cuisson des légumes, parce qu'elle contient des composés aromatiques, libérés par l'éclatement des cellules végétales.
— Ne pas faire cuire ensemble les divers légumes d'un même plat si l'on veut avoir des goûts différents et contrastés.
— Le goût dépendant de la texture des aliments, on peut obtenir des variations du goût avec des variations de texture.
— Loi de la juxtaposition : un ingrédient paraîtra fade s'il est placé à côté d'un autre ingrédient de même goût, plus soutenu. Mais ce dernier sera alors rehaussé.
— Loi de la dominance : une masse d'une saveur majoritaire doit toujours être réveillée par une autre masse. Ainsi, un plat très sucré doit être acidifié. Un plat très acide doit être adouci.
— Enfin, le cadre dans lequel nous mangeons est important pour profiter pleinement des sensations gustatives : « Quand nous mangeons, nous ne profitons pleinement du plaisir de manger que si nous sommes en sécurité. Il y a dans l'adulte le nouveau-né qu'il a été et qui tétait le sein maternel, enveloppé par les bras de la mère. C'est cela que bien des restaurants recréent sans le savoir. » L'esthétique visuelle de ce cadre, de la table, du contenu de l'assiette, rend ses sensations plus perceptibles encore. C'est une « promesse » pour les papilles ».

Un entretien avec Hervé This

Vous avez écrit un ouvrage La Casserole des enfants[1]*, qui parle de cuisine mais aussi de chimie...*

C'est un livre qui est écrit pour mon fils aîné (dans la vraie vie, on écrit toujours pour quelqu'un). Je voulais l'amuser en l'instruisant, comme on disait il y a un siècle. Et comme les enfants aiment avoir leur monde, j'ai choisi que deux enfants racontent leur propre histoire (imaginaire) : laissés tout seuls par leurs parents, le soir, ils se font à manger. Lors de ces préparations culinaires, ils font des expériences de physique ou de chimie, puisque la cuisine se ramène essentiellement, pour la partie technique, à la maîtrise des phénomènes physiques et chimiques.

1. This Hervé, *La Casserole des enfants*, Belin, 1998.

Vous voulez revaloriser la cuisine ?

Ce n'était pas le but initial, mais il est clair que je lutte contre la séparation de purs intellectuels (purs ! cela n'existe pas) et de purs manuels. Je pense effectivement que nous n'aurons des cuisiniers parfaitement épanouis que si leur apprentissage, par exemple dans les lycées hôteliers, mêle la partie intellectuelle à la partie manuelle. Il y a parfois cette idée imbécile qui consiste à dire que des idiots peuvent faire la cuisine. Erreur ! Pour faire de la bonne cuisine, il faut des individus intelligents et talentueux. En fait, la cuisine est une chimie très complexe. Il suffit de regarder les chefs pour avoir une idée de cette complexité : ils jonglent avec les aspects artistiques et avec les aspects techniques. Il faut une tête bien faite. Le grand cuisinier Pierre Gagnaire, à Paris, s'isole souvent dans son bureau quand il conçoit un plat : il le compose et, après une longue réflexion, il transmet la fiche de recette à la cuisine. Parfois, aussi, il se jette dans l'improvisation… fondée sur une technique parfaitement maîtrisée. Dans les deux cas, l'activité est très intellectuelle.

Comment éduquer le goût chez les enfants ?

Éduquer le goût, c'est là un problème bien difficile et qui me dépasse. Doit-on se contenter de montrer aux enfants une grande variété que l'on commente ? Chacun d'entre nous sait qu'il « doit manger équilibré », que le repas doit comporter des fruits et des légumes frais. Or nombre d'enfants ne veulent effectivement que des pâtes, du riz, du poulet, etc. Pour leur donner l'habitude de manger des légumes, il faudra trouver des préparations culinaires qui leur feront aimer ces ingrédients. C'est d'ailleurs la leçon qui se dégage d'une étude sur une décennie, dans une crèche de Dijon, où les enfants choisissaient leur menu. Les épinards sont refusés ? Et les enfants aiment la béchamel ? Pourquoi ne pas servir des épinards à la béchamel. Il sera temps, ensuite, de varier les préparations.

On peut également surprendre les enfants. Il existe un jeu merveilleux que l'on fait facilement à l'école : il consiste à bander les yeux d'un enfant et à lui confier un aliment qu'il doit reconnaître, soit en le touchant seulement, soit en le sentant, soit en le goûtant. Parfois, on voit des enfants qui détestent un mets se mettre ainsi à l'apprécier, dans ce contexte du jeu.

Car cette affaire de goût est beaucoup une affaire de culture. Avec un peu d'effort, on se souvient des premiers bonbons de chocolat au romarin, il y a plus de dix ans. Initialement, notre culture refusait cette association. Puis un chef a réduit la dose de romarin, au point qu'on ne le sentait plus d'emblée. La dégustation de ce chocolat incitait à se dire : « Tiens, c'est étrange, original, mais qu'est-ce ? » Et, après un certain temps de réflexion, de recherche, l'évidence apparaissait : on avait la jubilation de détecter le romarin et le chocolat contre-culture était accepté. Nombre de cuisiniers de talent connaissent cet effet et en jouent.

Comment favoriser cette diversification du goût des enfants dans les familles ?

En mangeant la même chose tous les jours, on finit par s'ennuyer. Et si l'on mange de façon monotone, c'est souvent parce que les capacités culinaires sont insuffisantes ou parce que les méthodes culinaires sont empiriques. *A contrario*, la répétition a ses avantages : les adultes se souviennent longtemps de ce que leur cuisinaient des personnes aimantes, ils se souviennent toute leur vie, avec émotion, des repas de la mère ou de la grand-mère. Le plat de ma grand-mère alsacienne, c'était un pâté vosgien, où la viande marinée dans du vin d'Alsace était sans doute accompagnée d'oignons, de persil. Je ne sais pas si c'était très bon pour la santé, mais je ne l'échangerais pas contre un régime méditerranéen.

À l'école, quelle action peut-on avoir pour cette éducation du goût ?

On peut naturellement aider les élèves à connaître les aliments. On peut aussi les intéresser à l'histoire de l'alimentation, à la géographie, avec les cuisines traditionnelles, région par région. On peut surtout leur enseigner la cuisine, non pas comme on l'a toujours enseignée, c'est-à-dire par répétition, mais par des explorations physico-chimiques, afin d'élargir leurs possibilités de choix. L'idée est qu'on n'a pas le droit d'imposer à un enfant – un individu comme les autres – l'idée que les épinards sont bons ou non, mais qu'on lui rend un réel service si on lui permet de cuisiner ces épinards, de sorte qu'il leur donne le goût qu'il aime. Et, ce faisant, autant ne pas se cantonner à une cuisine qui date du Moyen Âge. Allons vers le futur.

Peut-on lutter contre une certaine homogénéisation du goût, due à la culture standard du fast-food ?

Je n'ai pas tellement peur du fast-food ; d'ailleurs, les adultes qui le critiquent mangent aussi de médiocres sandwichs. On y donne des jouets aux enfants, c'est rapide, les enfants aiment beaucoup cela, ils y rencontrent leurs copains. Le repas ne doit pas devenir un moment d'ennui ! C'est un moment où l'on se détend. Cela dit, on peut aussi montrer aux enfants qu'il est possible de réaliser des hamburgers de qualité : un pain un peu moelleux ou, au contraire, bien croustillant, avec un bon goût de grillé.

En cuisine, les contrastes sont intéressants. Mes amis cuisiniers disent qu'il faut toujours mêler des textures différentes : dans un plat, c'est souvent mieux si on y a placé du mou, du dur, du gluant, du croustillant… de la diversité. Comme dans un paysage : si vous avez un champ à perte de vue, c'est monotone, si vous avez quelque chose de vallonné, c'est plus intéressant.

Les Précieuses avaient lancé la mode du « tout-mou », parce qu'elles jugeaient disgracieux de mâcher. Le « tout-mou », c'est vraiment sans intérêt. *A contrario*, quand vous mangez quelque chose de mou, et que, de temps en temps, il y a une amande grillée dedans, cela vous éclaire le palais. Mais cela, c'est de l'art, pas de la technique. Personnellement, en tant que chimiste, je m'intéresse à la façon de réaliser les diversités de texture et ce sont les artistes qui devront mettre les idées physico-chimiques en œuvre.

Leur tâche est redoutable, car la science ne sait pas prévoir le goût des aliments. Avec des mélanges composés de seulement deux types de molécules, on est au maximum des capacités scientifiques actuelles. On peine aussi à savoir comment les molécules aromatiques sont libérées et l'on maîtrise encore mal les réactions qui engendrent des molécules aromatiques, en cuisine : pourquoi l'amande grillée prend-elle des arômes extraordinaires ? La partie chimique de la cuisine, par l'action du feu, est encore un monde très peu connu, un territoire que la science devra explorer.

L'odorat est-il important pour le goût ?

Les molécules aromatiques sont celles qui s'évaporent. Si on sait cela, on peut en tirer des conséquences culinaires. Un plat chaud sent différemment du même plat froid. Si vous faites un plat froid, ce qui peut arriver, pensez à y mettre des molécules qui se dégageront facilement : par exemple du cerfeuil, du basilic ou de l'aneth finement ciselés.

Est-il important que les pères et les mères reviennent dans les cuisines ?

Nous vivons à une époque où la nourriture est souvent toute faite, celle des traiteurs, de la pizza qu'on vous livre aux plats cuisinés de l'industrie alimentaire. Je déteste être une oie que l'on gave et je crois que l'école a pour mission d'aider les enfants à devenir des adultes que l'on ne gave pas. Elle doit leur expliquer ce qui leur est offert, à défaut de leur enseigner la cuisine. Du coup, leur enseigner une cuisine éclairée est important : ce seront des mères ou des pères qui cuisineront, qui prendront leur destin alimentaire en main.

Aujourd'hui, la cuisine pourrait être utilement réinvestie, par les parents, si ceux-ci comprennent que la cuisine peut être vécue non comme une tâche fastidieuse, mais comme un terrain d'interaction, d'éducation, de transmission de culture, voire d'exploration. Il y a mille choses à regarder, quand on cuisine. Et je ne parle même pas des phénomènes physiques et chimiques qui y sont fascinants… et simples. La technique culinaire, c'est la maîtrise de transformations physiques et chimiques. Quand il y a une transformation, par exemple, sous l'effet de la chaleur, c'est de la chimie : pensons au steak qui brunit, par exemple. Quand on fait des mousses, des émulsions, c'est de la physique[1].

L'enfant peut venir dans la cuisine pendant que le père ou la mère s'y active pour préparer le repas. On peut lui confier des aliments, par exemple, une pomme de terre qu'on lui demande d'éplucher. Pendant qu'il épluche, on peut avoir avec lui des conversations intéressantes : pourquoi pèle-t-on les pommes de terre ? Pourquoi met-on des pommes de terre dans tel plat ? Quand les pommes de terre se sont-elles introduites dans l'alimentation française ? etc. Et, en prime, l'enfant est fier d'avoir participé à la préparation du repas.

---

1. Hervé This, *La Casserole des enfants*, *op. cit.*
Hervé This a mis en scène, dans cet ouvrage, des enfants qui doivent cuisiner, seuls, leur dîner. Poêles, casseroles, batteurs, spatules sont alors des prétextes à découvrir les molécules. Le sens aigu de l'observation et de l'expérimentation leur fait découvrir les bases de la chimie et de la physique. Le livre évoque les molécules et leur transformation de façon simple et amusante. Les enfants se posent des questions : pourquoi l'eau s'évapore-t-elle ? Comment le sel disparaît-il dans le liquide, pourquoi l'huile d'olive s'émulsionne-t-elle ?

La cuisine, ce n'est pas ennuyeux si c'est un jeu inventif ou bien si l'on explore au lieu de répéter. C'est instructif et c'est une source de sensations variées. Vous prenez un plat de colin confectionné par l'industrie, par exemple : parfois, il est bon mais, toute l'année, vous aurez le même colin, avec le même goût. Ça manque de surprise. En revanche, quand je vais dans mon jardin, deux fraises l'une à côté de l'autre n'ont pas le même goût… La variété, c'est une partie du plaisir.

Avez-vous été un enfant gourmand ?

Je le suis encore ! Ma mère cuisinait très bien (elle le fait encore, d'ailleurs). Mon père et elle sont extrêmement gourmands, c'est une qualité de famille. Quand j'étais enfant, les déplacements familiaux faisaient souvent étape dans d'excellents restaurants, même aux temps les plus « vache maigre ».

Que pensez-vous de tous ces discours sur la « malbouffe » ?

Il faut regarder les faits en face : nous sommes la première génération qui ne souffre pas de la faim ! Et la qualité de l'alimentation contribue sans doute à allonger la durée de vie, car cette durée de vie augmente.

On me rétorquera qu'il y a la quantité et pas la qualité ! Comparez les vins d'Alsace d'il y a vingt ans, qui donnaient souvent des migraines, et ceux d'aujourd'hui ! Mieux encore, les livres de cuisine d'avant la Seconde Guerre mondiale – et c'est quelque chose qui s'est manifesté pendant des siècles – mentionnaient très fréquemment les falsifications des produits alimentaires : le plâtre dans la farine ou l'eau dans le lait ont fait jadis des scandales terribles. Mais il y avait pire : du jus de purin dans le café, pour donner de la couleur ! Même quand les aliments n'étaient pas frelatés, les méthodes culinaires étaient souvent fautives : les intoxications au vert-de-gris, au plomb…

Aujourd'hui, le moindre cas de listériose est une affaire d'État… alors qu'on ne s'émeut pas des dizaines de milliers de morts sur les routes ! Je suis indigné. Il faut le dire : nous mangeons très bien, dans notre société extrêmement aisée, et nous pourrions manger encore mieux si nous le faisions en connaissance de cause, par exemple grâce à l'école.

Vous critiquez beaucoup les étiquettes des produits… Nous informent-elles bien ?

Les étiquettes des produits alimentaires industriels sont souvent très mal faites. Nous aurons tous peur d'un « E 300 » ou d'un « E 330 », parce que ces codes nous cachent quelque chose. Nous soupçonnons un frelatage, une sophistication… alors qu'il s'agit de l'acide citrique, présent dans le jus de citron, ou de l'acide ascorbique, c'est-à-dire la vitamine C… que certains d'entre nous consomment afin d'être en forme ! Il est important d'enseigner aux enfants à lire les étiquettes de manière intelligente, critique. Quand on lit sur une boîte de sel (bon, par ailleurs) : « Particulièrement soluble, doté d'une saveur sans amertume, ce sel possède des vertus diététiques et des ressources ioniques reconnues scientifiquement », je crois qu'on se moque du consommateur. Le sel n'est pas « particulièrement soluble » et ses vertus diététiques sont contestables ; quant aux ressources ioniques, elles sont évidentes, puisque le sel n'est fait que d'ions. Tous les sels, d'ailleurs. Autre exemple, quand une sauce en sachet s'annonce comme « sauce hollandaise », je trouve inconvenant qu'elle contienne de la farine, plus des amidons modifiés, plus de la farine de guar, par exemple : la sauce hollandaise est une grande sauce française, classique, qui n'a jamais comporté de farine. En mettre est une sorte de crime de lèse-culture gastronomique. Enseigner aux enfants à réagir est important ; on voit aussi qu'un tel enseignement impose de leur expliquer ce qu'est le sel, ce qu'est une sauce hollandaise. Comprenons le monde pour prendre notre destin en main et pour aider les enfants à faire de même.

Les produits chimiques, ajoutés aux aliments, font un peu peur aux consommateurs…

Oui, ils ont peur de ces histoires de codes. Il faut dire que l'utilisation d'additifs dans les aliments n'est pas neuve et que les cuisiniers ont tiré les premiers ! J'ai des recettes anciennes de crème fouettée stabilisée à la gomme adragante ou des recettes quasi alchimiques de préparation du vert d'épinard. Je ne parle même pas des colorations à la cochenille du XVIIIe siècle !

Les questions sont plutôt les suivantes : pourquoi l'industrie alimentaire est-elle parfois amenée à utiliser ces produits ? Les utilise-t-elle à bon escient ? Ces mêmes additifs qui aident l'industrie ne pourraient-ils pas, aussi, aider les cuisinières et cuisiniers, à la maison ? S'ils ne sont pas nocifs, pourquoi ne les utiliserions-nous pas, afin de nous faciliter la vie culinaire ? Pourquoi ne disposons-nous pas de ces alginates, qui permettent de faire des gelées qui tiennent mieux au réchauffement que celles à la gélatine ? Pourquoi n'aurions-nous pas de l'acide ascorbique pour empêcher les pommes, poires, bananes et avocats de brunir, au lieu de gâcher du jus de citron ? J'invite les cuisiniers à réclamer ces produits. Et l'école à expliquer ce que sont ces additifs.

L'école veut justement développer l'« éducation nutritionnelle ». Comment peut-on lutter, dans la famille et à l'école, contre l'obésité galopante ?

Je crois qu'il faut comprendre le phénomène de rassasiement. Nous arrêtons de manger parce que nos récepteurs gustatifs nous signalent que notre organisme a absorbé une quantité suffisante d'aliments. Et pour que ce mécanisme fonctionne, il faut évidemment que les récepteurs aient eu quelque chose à se mettre sous la dent. Autrement dit, la cuisine doit donner du goût aux aliments. Les grands cuisiniers savent bien le faire. Les enfants gagneraient à apprendre à le faire aussi.

Des projets sur le goût, à l'école

L'éducation du goût au programme, à l'école

Des classes à Projet artistique et culturel (PAC) sur le goût ont été mises en place depuis la rentrée scolaire 2001.

Arts du quotidien : arts du goût, design[1]

Jack Lang, ministre de l'Éducation nationale, souligne l'importance du goût dans la culture française, dans le maintien de nos traditions culinaires et la promotion de nos produits du terroir :

1. Discours du ministre de l'Éducation nationale : « Orientation pour une politique des arts et de la culture à l'École » (2000).

« L'école est un lieu privilégié pour ouvrir l'enfant à des techniques et des formes d'expression qui touchent à sa sensibilité dans la vie quotidienne.

Le développement des classes de goût... Notre ambition est simple : doter chaque élève d'une véritable culture générale alimentaire, qui lui sera utile tout au long de sa vie, sollicitant la gourmandise que Rousseau appelle "la passion de l'enfance".

Le goût s'articule aux savoirs enseignés à l'école, à l'histoire, à la géographie, à l'expression orale et écrite qui permettent de dépasser le "j'aime/j'aime pas" et d'argumenter sur ses préférences alimentaires.
Développer une éducation du goût suppose de susciter la création, autour des écoles, de pôles de ressources capables de mobiliser des compétences et des personnes au profit de cette forme d'éducation. »

À l'école maternelle, les tout-petits s'entraînent à « goûter la science »

Un projet artistique et culturel sur le goût et la science

Le projet de l'école maternelle François-Coppée, dans le XVe arrondissement, à Paris, qui a bénéficié de fonds donnés pour le fonctionnement des classes à Projet artistique et culturel (PAC), est destiné à apprendre aux élèves, dès l'âge de trois ans, la démarche scientifique.

Cette entrée dans les sciences se fait par la nourriture, par le goût. On s'aperçoit que la consommation de nourriture industrielle occulte d'ordinaire quelque peu la réalité des aliments de base : ainsi, pour les enfants, il n'est pas évident que les chips soient fabriquées à partir de pommes de terre et, depuis bien longtemps déjà, les poissons, dans certains dessins de maternelle, ont une forme rectangulaire !

Dans les différentes classes de l'école, les élèves manipulent, observent, réfléchissent, parlent des expériences en cours tandis qu'ils sont en train de fabriquer un gâteau au chocolat ou une pâte à crêpes.

Bien sûr, au final, il faudra être indulgent avec leurs résultats culinaires et les aider à nettoyer la farine qui a un peu débordé. Mais il est plaisant de voir ces jeunes enfants mettre « la main à la pâte » et agréable d'écouter leurs commentaires. Il faut dire qu'ils n'en sont pas à leur première recette…

Pendant la semaine du goût (du 15 au 21 octobre 2001), toutes les classes ont observé et manipulé des aliments, goûté des préparations culinaires :

— Les élèves de petite section ont fabriqué du jus de raisin qui avait un goût nouveau, bien différent de celui du commerce.

— En moyenne section, on s'est penché sur la composition de la soupe de Boucle d'or[1] : les légumes ont été épluchés et cuits. On a fait également de la confiture avec des prunes.

— Enfin, les élèves de grande section ont découvert la carotte dans plusieurs préparations culinaires : râpée ; en jus ; en rondelles ; en purée ; et même en gâteau !

Au cours de cette semaine, les tout-petits ont aussi rencontré des professionnels de la restauration et sont allés rendre visite à des étudiants dans une école de pâtisserie.

Noël a été l'occasion, également, de fabriquer des desserts, en particulier des clémentines au chocolat que l'on a dégustées ensemble. Les petits ont appris, à cette occasion, à casser des tablettes de chocolat, à faire fondre les morceaux dans une casserole, observant ainsi l'action de la chaleur dans cette opération de fusion.

Au mois de mars, toute l'école a préparé une « semaine du chocolat », avec une exposition sur ce thème. L'objectif était de découvrir les différentes étapes dans la transformation de ce produit, à partir de la cabosse[2] jusqu'aux produits finis que l'on déguste chez soi. Toutes les classes ont participé.

Une semaine du chocolat, au printemps : *Le chocolat dans tous ses états*

1. L'album de littérature de jeunesse *Boucle d'or et les trois ours* avait auparavant été étudié par les enfants.

2. Cabosse : fruit du cacaoyer, contenant les fèves de cacao.

1. *Exposition dans le préau du chocolat sous toutes ses formes,* avec de grandes affiches expliquant les différentes étapes de transformation, de la cabosse au chocolat de couverture utilisé par les confiseurs :

Bonbons au chocolat

Les trois chocolats

Les biscuits au chocolat

Les barres chocolatées, fourrées ou enrobées

Tablettes de chocolat contenant divers ingrédients

Chocolats en poudre

Toutes les classes ont visité l'exposition : les enfants étaient autorisés à déguster.

2. Préparations dans chaque classe, de produits à base de chocolat

Moulages : le chocolat en bloc est cassé au marteau puis coulé dans des moules

Fondue

Fabrication de cookies, avec des éclats de chocolat et des noix de pécan

Gâteaux au chocolat

Gourmandises écossaises

Préparation de boissons au chocolat, à partir de poudres, mélangées au lait

3. Exposition des produits fabriqués par les enfants

Les enfants, très fiers de leurs productions, ont tenu des stands en expliquant aux « visiteurs » les processus de fabrication, à l'aide de schémas, de photos et du matériel exposé. Chaque classe a fait goûter sa production.

Un nouveau projet d'école : « Du sol à l'assiette »

Les élèves visiteront une ferme pour voir à quoi ressemblent les légumes, les fruits ou les animaux qu'ils consomment tous les jours. La réflexion scientifique porte sur l'environnement, la nourriture des animaux, la chaîne alimentaire, la transformation et les modes de préparation des aliments, etc. Cet éveil de la curiosité, ces connaissances leur seront utiles toute la vie.

Le développement de cette démarche scientifique répond aux objectifs d'initiatives scolaires comme celles de La main à la pâte[1] ou du Plan pour les sciences, destinées à développer les sciences à l'école, dès le plus jeune âge.

Le témoignage du médecin : le goût est important pour la santé

L'éducation du goût est importante pour la santé. Comment éduquer le goût des enfants ? Le médecin donne ici son point de vue.

Une grande importance pour la santé

Développer le goût d'un enfant est un enjeu capital puisque cela conditionne sa santé, présente et future.

Dès la naissance, le cerveau du bébé possède les structures nécessaires à l'apprentissage du goût. Celui-ci doit être stimulé au même titre que l'audition ou la vue. En effet, il est courant de penser que le bébé doit écouter de la musique pour « affiner » son oreille, que nous devons lui montrer toutes sortes d'objets, de formes et de couleurs différentes, pour stimuler sa vision. Il est moins habituel de penser que l'olfaction et les capacités gustatives doivent être stimulées pour utiliser les neurones prévus à cet effet : c'est ainsi que ces structures cellulaires vont pouvoir se différencier et persister toute la vie.

Si la synthèse des protéines, utiles à l'organisme, est sous l'emprise de notre code génétique, donc héréditaire, les capacités à s'adapter (c'est-à-dire l'acquis) sont sous la dépendance de notre nutrition. Par exemple, les apports en acides gras essentiels, en amé-

1. CD-ROM *Enseigner les sciences à l'École primaire, introduction à La main à la pâte*, Odile Jacob Multimédia, 1999.
Site La Main à la pâte : http://www.inrp.fr/lamap

liorant le fonctionnement des membranes cellulaires, vont permettre cette adaptation en modulant la réponse nerveuse.

Qu'est-ce que le goût ?

Certaines saveurs sont innées, comme, par exemple, la saveur sucrée : l'enfant n'a pas besoin d'apprentissage. Dès la naissance, les aliments sucrés procurent une satisfaction immédiate car ils permettent la fabrication d'un neuromédiateur, la sérotonine, qui possède un effet antidépresseur et rassasiant. Les apports d'aliments glucidiques doivent être contrôlés car il est trop tentant d'en augmenter exagérément la consommation.

Le goût est une sensation synthétique qui prend en compte l'odorat, le toucher, la vue et l'ouïe. Il fait l'objet d'un apprentissage qui nécessite que ces sensations soient apprises, estimées, évaluées et mémorisées. Seul, cet apprentissage permettra aux neurones de se différencier, de se spécialiser, donc de survivre. À tout âge, des connexions entre neurones existants assureront l'amélioration de nos connaissances gustatives. Cette perception des saveurs peut être perfectionnée à l'infini.

Comment développer le goût chez les enfants ?

— En stimulant l'odorat. La cuisson des aliments et leur préparation avec des aromates, des épices et des herbes développent des odeurs qui mettent en appétit et permettent d'être plus vite rassasié, tout en mangeant avec plus de plaisir.

— Le fait de jouer sur l'aspect visuel des aliments, sur les couleurs et les formes, contribue à les faire apprécier des enfants. Changer la présentation des mets augmente leur curiosité, leur envie de goûter aux différents plats. Les professionnels de la gastronomie procèdent bien de cette façon. Ne pas hésiter à utiliser la créativité de l'enfant par rapport à la cuisine. La vue est le premier sens stimulé lors du repas.

— Jouer avec l'audition : pourquoi ne pas familiariser le bébé avec les bruits produits par les aliments en croquant une pomme, une amande, un radis… ?

— Stimuler le toucher : encourager les enfants à apprécier les textures, les consistances, les températures. Manger avec ses doigts : il semble que ce soit tellement meilleur…

— Parler des aliments, en dehors des repas et en mangeant. Évoquer leur couleur, leur odeur, leur forme, leur consistance…

— Aller ensemble au marché, pour s'émerveiller devant les fruits et les légumes, les senteurs des épices, la forme des poissons et des crustacés…

— Préparer ensemble les repas en faisant participer l'enfant : « Que préfères-tu ? » « Comment veux-tu assaisonner ce plat ou le présenter ? »

Se nourrir doit rester un plaisir pour l'enfant

— Proposer très tôt des goûts, des odeurs, des couleurs variés. Éviter de dévaloriser, de moraliser, de forcer.

— Se nourrir doit rester pour l'enfant un agréable moment de convivialité, à partager avec les êtres qu'il aime le plus, ses parents et ses amis.

— Inciter l'enfant, avec patience et affection, à être plutôt « demandeur ».

— Ne jamais imposer.

— Laisser l'enfant décider ce qu'il veut en fonction de sa propre curiosité, de son imagination, de ses envies. N'avons-nous pas les nôtres qui ne ressemblent pas forcément à celles des autres ?

— Enfin, ne pas se laisser décourager par les refus.

L'appétit ainsi stimulé favorisera le bon équilibre alimentaire. La curiosité, le désir de goûter à de nouveaux plats permettent d'acquérir un équilibre nutritionnel satisfaisant, garantissant la bonne santé présente et future (la bonne santé se définissant comme l'absence de maladie). L'éducation est seule capable d'amener l'enfant à ce bien-être, avec patience, amour et imagination.

Il y a, dans chaque adulte, un enfant qui se souvient de ses expériences passées et souhaite les revivre. Ces saveurs font rêver, comme pourraient le faire un tableau ou un morceau de musique. Elles peuvent déclencher des souvenirs : telle est l'histoire de la « petite madeleine » de Marcel Proust, dans *À la recherche du temps perdu*.

10

Santé et nutrition : éduquer et informer

Des connaissances utiles pour la vie

L'éducation à la santé à l'école[1] est également conçue pour apprendre aux élèves à bien se nourrir, dans leur vie actuelle et future[2].

Si l'on observe les instructions officielles de l'école primaire, en vigueur à la rentrée 2002[3], ces préoccupations sont à l'ordre du jour :

À l'école maternelle, parmi les découvertes sensorielles conseillées, on notera « l'exploration des caractéristiques gustatives et olfactives de quelques aliments (textures, odeurs, saveurs…) ».

À l'école élémentaire, au cycle 2, dans le domaine Découverte du monde, les élèves seront attentifs aux manifestations de la vie, au fonctionnement de leur corps : les cinq sens, les mouvements, la croissance, les dents, l'alimentation ; ainsi qu'à l'importance des règles de vie et d'hygiène : habitudes quotidiennes de propreté, d'alimentation, de sommeil.

À l'école élémentaire, au cycle 3, les élèves, dans le cadre de l'éducation scientifique, recevront une éducation sur « le corps humain et l'éducation à la santé » : l'éducation à la santé est liée à

1. « Orientations générales pour la politique de santé en faveur des élèves », *Bulletin officiel* spécial n° 1 du 25 janvier 2001.
2. *Cf. Manger sain c'est sympa !*, opération organisée par le Comité de Paris de la Ligue contre le cancer en 2001. Les opérations de ce type se multiplient.
3. *Cf.* les programmes de l'École primaire, publiés en 2002, en livre de poche . *Qu'apprend-on à l'école maternelle ?* et *Qu'apprend-on à l'école élémentaire ?*, ministère de l'Éducation nationale, CNDP et XO Éditions, 2002.

la découverte du fonctionnement du corps en privilégiant les conditions de maintien du corps en bonne santé. Première approche des fonctions de nutrition.

Cette *éducation à la science et à la santé* est destinée à promouvoir une politique de santé publique pour de futurs adultes qui seront davantage attentifs à leurs choix alimentaires et à leur environnement. Elle entre donc également dans les objectifs de *l'éducation à la citoyenneté*.

Dans d'autres domaines, comme celui de *l'éducation physique*, les enseignants insistent également auprès des enfants sur les bienfaits d'une alimentation équilibrée, en complément de l'activité physique, pour éviter notamment l'obésité.

Alimentation des jeunes : un projet pilote dans le département du Val-de-Marne

Pour lutter contre le fléau de l'obésité qui concerne de plus en plus de collégiens et de lycéens, le conseil général du Val-de-Marne et l'inspection académique de ce département se sont associés pour mener diverses actions d'éducation à la santé et d'information nutritionnelle et ont réalisé un « carnet de route » à destination des élèves. En avril 2002, le ministre de l'Éducation nationale a souhaité faire connaître cette initiative aux responsables des autres départements :

« Depuis quelque temps, on constate, à l'échelle de toute la société, mais particulièrement chez les plus jeunes, une augmentation inquiétante de l'obésité.

Cela fait partie intégrante de la mission éducative que de prendre en compte ce rapport des enfants et des adolescents à leur corps, car, outre les risques médicaux qu'elle engendre, l'obésité est aussi source de détresse psychologique et morale.

Je me permets donc de vous faire connaître le projet pilote du département du Val-deMarne.

À l'initiative du conseil général, tous les acteurs de terrain se sont mobilisés : inspection académique, chefs d'établissement, professeurs d'éducation physique et sportive, conseillers principaux d'éducation, médecins, infirmiers, associations sportives, diététiciennes, médecins traitants, médecins inspecteurs de santé publique et services hospitaliers.

Cette démarche a été centrée sur trois axes : la formation à destination des adolescents pour les aider à mieux maîtriser leur choix en matière d'achat et de consommation de produits alimentaires, l'amélioration de la politique nutritionnelle dans les établissements, la prise en charge des adolescents déjà obèses.

Il est bon que toutes les énergies soient mobilisées, c'est pourquoi j'attire votre attention sur le bénéfice qu'il y aurait à diffuser largement ce projet dans votre département. »

« Et toi, ton poids, c'est quoi[1] ? » : un « carnet de route » pour les jeunes

Au menu de cette plaquette :
— *Mon corps, c'est toute une histoire*
— *Manger, un plaisir qui s'apprend*
— *Bouger plus, bouger mieux*
— *Le sommeil, un ami qui te veut du bien*
— *Je m'aime, je me fais beau, je me fais belle*

Le langage adopté est simple et direct. Les idées sont clairement présentées, à partir des préoccupations des jeunes, sous forme de questions et de réponses apportées par les professionnels de santé et d'éducation. Des encadrés, des mini-reportages, des formules amusantes, des dessins humoristiques, incitent à s'informer plus avant sur les habitudes alimentaires et leurs conséquences en termes de santé. Bref, une communication très convaincante en direction de ce jeune public.

1. Ce carnet de route *Et toi, ton corps, c'est quoi ?* a été réalisé par l'Inspection académique du Val-de-Marne et le conseil général (Conseil général du Val-de-Marne, 13-15, rue Gustave-Eiffel, 94011 Créteil cedex).

11

De la « cantine » au « restaurant scolaire »

Manger à la cantine en toute sécurité ?

De plus en plus d'enfants prennent leur repas de midi à l'école car le travail des mères de famille est devenu une réalité économique incontournable. Hors de la sphère familiale, les parents souhaitent cependant que leurs enfants continuent à se nourrir de manière équilibrée, qu'ils consomment des aliments sains et qu'ils se donnent ainsi les meilleures chances d'avoir un bon développement physique et un fonctionnement intellectuel de qualité. L'évolution lexicale de la « cantine » au « restaurant scolaire » ne suffit pas toujours à dissiper les craintes.

Les parents se sentent parfois inquiets de confier leurs enfants aux responsables de la cantine. Cet aspect-là de la vie de leurs enfants leur échappe, ils se sentent impuissants, ils ont l'impression qu'ils n'ont pas leur mot à dire.

Avec la crise de la vache folle, la sécurité alimentaire dans les cantines scolaires est devenue un sujet très sensible. Les publications des différentes associations de parents d'élèves ont multiplié les sujets sur l'alimentation et notamment sur la sécurité alimentaire.

Le ministère de l'Éducation nationale, avec l'appui d'autres ministères, comme celui de la Santé, a dû répondre à cette légitime inquiétude en publiant plusieurs textes officiels sur ce type de sujet.

Pour rassurer les parents, disons d'emblée que les accidents, tels que les intoxications alimentaires, sont extrêmement rares en France, en milieu scolaire, car tout ce qui touche à la sécurité et à l'hygiène est très réglementé. Pour répondre aux craintes qui s'expriment, des textes officiels offrant des cadres réglementaires très précis existent aujourd'hui.

Les menus sont-ils équilibrés ?

Dans les assiettes, à la cantine, que trouvent nos enfants ? Le respect de l'équilibre alimentaire, dans le droit fil des principes de cet ouvrage, trouve-t-il une continuité dans des institutions comme l'école, ou encore le centre de loisirs, les centres de vacances, etc. ? L'équilibre alimentaire se bâtit aussi, effectivement, dans l'alternance entre repas familiaux et restauration hors de chez soi.

La qualité des cantines scolaires semble s'être améliorée au fil des années car les municipalités ont à cœur de soigner leur image, par la qualité des services rendus aux familles. Les caisses des écoles, chargées de l'organisation de la restauration scolaire œuvrent dans ce sens. L'amélioration des menus, du cadre, de l'hygiène, tout cela est de plus en plus étudié.

Le respect des rythmes de vie de l'enfant

La vigilance des parents concerne aussi le bien-être des enfants qui passe en partie par l'articulation des temps scolaires et postscolaires. Cette gestion des différents temps amène l'école et les collectivités territoriales à s'associer pour mettre en place de bons rythmes de vie.

Comment les services de cantine sont-ils organisés, par exemple ? L'afflux d'enfants oblige parfois les chefs d'établissement à prévoir plusieurs services, raccourcissant ainsi le temps des repas, ce qui peut être source de stress pour les élèves. Parfois ils organisent, en relation avec les responsables municipaux, sur le temps laissé libre, des loisirs tels que des jeux sportifs dans la cour de récréation, des jeux de société dans le préau, un libre accès à la bibliothèque de l'école ou à la salle informatique, activités fort appréciées par les enfants.

Les efforts conjugués de différentes institutions soucieuses du bien-être des enfants, désireuses d'aménager les rythmes scolaires, pour un bon développement physique et intellectuel des enfants, sont à encourager partout où cela est possible.

Des enquêtes inquiétantes

Quelques enquêtes réalisées récemment sur la restauration scolaire laissent les parents perplexes. Les constats mettent en évidence déséquilibres alimentaires, risques en tout genre, dangers potentiels pour la santé.

Une enquête de l'AFSSA (Agence française de sécurité sanitaire des aliments)
L'AFSSA propose un état des lieux en matière de nutrition et de restauration scolaire de la maternelle au lycée. Le constat est accablant : le déséquilibre alimentaire dans les cantines est considéré comme dangereux dans l'ensemble des études citées dans ce document.

Une enquête de Que Choisir *?* : « *La sécurité alimentaire aujourd'hui pose de nombreuses questions* », Prise de position d'octobre 2000[1]
« Aujourd'hui, notre société est encline à ne plus accepter aucun risque pouvant mettre en cause la santé comme l'environnement. Nous sommes entrés dans l'ère du risque zéro. La forte médiatisation d'affaires comme le sang contaminé, la "vache folle", les OGM, les hormones de croissance, la viande hormonée, Coca-Cola mais aussi l'amiante, l'affaire Tchernobyl, les marées noires, etc., a été telle que les consommateurs ont pris conscience que les conditions de production modernes pouvaient leur faire courir des risques en matière de santé et porter atteinte à l'environnement dans lequel ils évoluent. »
Que Choisir ? recense les risques, évoque le principe de précaution et, comme antidote, le principe de « risque zéro ». L'article évoque le droit du consommateur à être assuré, à tout moment, de la sécurité des produits alimentaires consommés.

Le Point *: « Cantines scolaires : ce que l'on vous cache »,* 16 novembre 2001
L'article s'interroge sur la manière dont sont nourris les 7 millions d'élèves qui fréquentent les cantines. « Peut-on manger correctement pour le prix d'un demi-café ? » Il n'est pas étonnant que, pour moins de 8 francs [1,22 E], les aliments servis soient dans le bas de gamme. Les enquêtes, dans ce domaine, sont difficiles en raison d'un certain manque de transparence. La restauration scolaire représente un

1. *Que choisir:* http://www.quechoisir.org

marché important pour les entreprises. Celles-ci, parfois, n'hésitent pas à tricher sur la quantité, et sur la qualité, et cela en toute impunité car les sanctions sont peu importantes.
Cependant, certaines communes s'organisent d'ores et déjà pour améliorer la qualité des repas, achetant parfois des produits bio.

Le Nouvel Observateur, *« Malbouffe à l'école »,* 13-19 septembre 2001
La nourriture n'est pas seulement mauvaise, elle peut être dangereuse pour la santé, d'après les analyses effectuées par des chercheurs de l'Institut Pasteur de Lille.
Les adolescents dans les self-services se nourrissent mal car ils ne font pas toujours des choix équilibrés : ils peuvent opter « à la fois pour le friand gras, la croquette panée cordon bleu, les frites et la pâtisserie… en abandonnant sur les rayons du self (direction poubelle) les carottes râpées, les légumes verts, le filet de poisson et le fruit ». Le bel équilibre nutritionnel, soigneusement calculé au départ, avec le concours de nutritionnistes, n'est donc pas respecté.
Le remède, dans ce domaine, passe bien sûr par une éducation des collégiens sur l'art et la manière de bien s'alimenter. Ces collégiens interrogés ne voient qu'un seul avantage à se restaurer au collège : y retrouver les copains, s'amuser, chahuter…

Droit de regard sur les cantines

Les parents peuvent vouloir donner leur avis sur l'organisation des cantines, le contenu des assiettes et le cadre dans lequel se déroulent les repas.

Conseil d'école, dans le premier degré, ou conseil d'administration, dans le second degré, caisse des écoles, actions des représentants de parents d'élèves, rencontres individuelles plus informelles avec le chef d'établissement… voilà quelques-uns des moyens susceptibles de faire progresser l'action, dans la perspective d'une coéducation intelligente.

Journées « portes ouvertes » et visite de la cantine

Pendant la Semaine des parents à l'école, il est parfois possible de visiter la cantine et les installations dans lesquelles sont élaborés ou réchauffés les repas. Les parents élus au conseil d'école peuvent demander une visite de ces lieux et même peuvent être invités ponctuellement à la cantine.

La nourriture est-elle bonne ? L'hygiène et la sécurité sont-elles respectées dans ces locaux ? Le cadre de la cantine est-il assez accueillant pour favoriser le bien-être des jeunes convives ?

Bien souvent, des efforts ont été faits par les architectes responsables des constructions scolaires ou de la rénovation des locaux. La cantine est maintenant, le plus souvent, un lieu clair, bien aéré, avec un sol facile à nettoyer et un plafond bénéficiant d'une bonne isolation phonique. La disposition des tables facilite les échanges entre les jeunes enfants. Des plantes vertes, des décorations sur les murs viennent parfois égayer le lieu de restauration. Bref, la « cantine », sous la baguette magique des architectes et des designers, se mue en « restaurant scolaire ».

Le conseil d'école

Le conseil d'école réunit trois fois par an les enseignants, les représentants de parents d'élèves régulièrement élus et les élus locaux. Il s'intéresse à tous les aspects du fonctionnement de l'établissement. Ce conseil vote le règlement intérieur de l'école et donne son avis sur toutes les questions intéressant la vie scolaire. Les parents d'élèves élus peuvent dans ce cadre aborder les problèmes de cantine scolaire. Aussi n'est-il pas rare de lire dans les procès-verbaux de conseil d'école des remarques sur l'organisation et le contenu des repas. Le maire (ou son représentant) peut alors prendre bonne note des souhaits des uns et des autres et les faire connaître au responsable de la caisse des écoles.

La caisse des écoles

La caisse des écoles est un établissement public qui a pour but de faciliter l'organisation et la gestion des restaurants scolaires des écoles communales. Ses revenus, qui sont gérés par le percepteur de la commune, proviennent de cotisations volontaires de sociétaires, de subventions de la commune, du département ou de l'État.

Cette caisse des écoles est administrée par le maire, les inspecteurs de l'Éducation nationale, un délégué départemental de l'Éducation nationale, des conseillers municipaux et des membres élus par les sociétaires.

Les parents d'élèves peuvent être sociétaires de la caisse des écoles et participer à diverses réunions dont l'assemblée générale annuelle : les bulletins d'adhésion à la caisse des écoles sont distribués en début d'année scolaire, par l'intermédiaire des élèves. Les parents d'élèves, présents à ces réunions, peuvent donner leur avis sur le prix des repas, l'organisation de la restauration scolaire, la qualité de l'alimentation, l'hygiène et la sécurité alimentaire. Par exemple, la consommation de viande bovine a été un sujet souvent abordé.

Ces représentants de parents peuvent aller déjeuner à la cantine, à l'occasion, pour tester eux-mêmes la qualité de la nourriture et de l'environnement.

Enfin, grâce à la caisse des écoles, tous les élèves mangent à leur faim. Nombreuses sont les caisses qui s'efforcent de favoriser l'accès à la restauration scolaire des enfants les plus démunis, en leur faisant payer un tarif symbolique par repas.

Les associations de parents d'élèves

Les associations de parents d'élèves (APE) peuvent donner leur avis, au sein des écoles primaires ou des établissements du second degré, sur divers aspects de la vie scolaire et en particulier sur l'organisation de la restauration scolaire. Les deux associations les plus connues dans l'enseignement public sont la Fédération des conseils de parents d'élèves (FCPE) et la Fédération des parents d'élèves de l'enseignement public (PEEP). Dans l'enseignement privé la plus importante est l'Union nationale des associations de parents d'élèves de l'enseignement libre (UNAPEL).

Ces associations peuvent faire des propositions qui vont dans le sens de l'intérêt des enfants. Les représentants de parents d'élèves ont ce rôle dans les conseils d'école notamment. Ces derniers temps, ces associations ont souvent traité, dans les réunions qu'elles organisent, dans la presse ou sur Internet le thème de la sécurité alimentaire. Les parents les mieux informés font également entendre leurs idées en matière de qualité nutritionnelle et d'équilibre alimentaire.

Les recommandations de la PEEP[1]

Sur le site Internet de la PEEP :

« Autour de la restauration scolaire se nouent toute une série d'enjeux qui correspondent à autant de préoccupations anciennes des parents de la PEEP : qualité gustative des aliments, équilibre nutritionnel des menus, sécurité alimentaire, prix des repas, aménagement des locaux, intégration des enfants ayant des alimentations particulières comme les enfants allergiques, prise en compte du temps de restauration dans le cadre de l'aménagement de la journée des enfants…

« Il est clair que les problèmes liés à la sécurité alimentaire[2] viennent de plus en plus au premier plan dans l'esprit des parents, comme le montrent depuis 1999 les enquêtes de l'Observatoire des parents d'élèves [...] Au cours de cette année[3], la PEEP a interpellé les pouvoirs publics et les professionnels du monde agricole, des filières bovines, ainsi que les entreprises de plats cuisinés et de restauration collective sur les problèmes pouvant contribuer à une meilleure transparence. Avec ses partenaires, elle a travaillé sur les dispositifs à mettre en place pour notamment développer la formation en direction des parents et inciter tous les acteurs intervenant dans la gestion des restaurants scolaires à aller dans ce sens. Elle a particulièrement mis en avant la nécessité de la prévention, passant notamment par l'information sur l'origine et sur la nature des aliments servis. »

1. PEEP : 91, boulevard Berthier, 75017, Paris. - http://www.peep.asso.fr.
2. Documentation recommandée par la PEEP : *UFC-Que Choisir ?*, octobre 2000 : « Cantines : surprise au fond de l'assiette », *60 millions de consommateurs*, septembre 2000 : « Que mangent les enfants à la cantine ? »
3. Année 2000-2001.

Pour la PEEP, la restauration scolaire est l'affaire des parents, si l'on en juge par les thèmes abordés sur le site Internet de l'association :
Les parents jouent un rôle de plus en plus important dans l'éducation nutritionnelle et dans l'éducation au goût. Les parents pensent souvent à tort que les enfants ne peuvent manger que du steak haché, de la purée ou des frites. On essaie de leur montrer le contraire, de lutter contre une tendance à ne leur faire consommer que des aliments faciles. Un travail qui n'est pas forcément des plus simples pour le personnel d'encadrement des cantines…
Les parents plaident pour une restauration scolaire de qualité qui respecte les équilibres nutritionnels des enfants, qui présente des plats appétissants et sympathiques à regarder. Le repas de midi à la cantine doit constituer un moment de détente et de convivialité. Pour cela, l'environnement des repas est important : des parents interviennent pour qu'on s'intéresse également au décor, au déroulement du repas, ainsi qu'au bruit (meilleure isolation phonique).
On souligne le rôle d'intervention de la PEEP auprès de la commission chargée d'élaborer les menus, auprès du conseil d'école dans le primaire et du conseil d'administration dans le secondaire. Les parents d'élèves qui y participent peuvent intervenir pour améliorer l'environnement des repas, le contrôle sanitaire de la qualité, les tarifs de cantine.

Les recommandations de la FCPE[1] :

Sur le site Internet de la FCPE :
En l'an 2000, la FCPE s'est beaucoup exprimée sur ce thème de la restauration scolaire, notamment à propos de la sécurité alimentaire : « La FCPE ne cesse de rappeler ses exigences au niveau des cahiers des charges établis par les communes et les établissements du second degré pour leurs fournisseurs : transparence des marchés, traçabilité de tous les produits, qualités nutritionnelles, refus des OGM. »
Cette fédération revendique, elle aussi, un service public de restauration scolaire correct « qui garantisse la qualité nutritionnelle des repas, la sécurité alimentaire, et qui constitue un moment éducatif d'éducation au goût et à l'alimentation équilibrée ». Elle aborde une

1. FCPE : 108, avenue Ledru-Rollin, 75544, Paris cedex 11. - http://www.fcpe.asso.fr

du second degré pour leurs fournisseurs : transparence des marchés, traçabilité de tous les produits, qualités nutritionnelles, refus des OGM. » Cette fédération revendique, elle aussi, un service public de restauration scolaire correct « qui garantisse la qualité nutritionnelle des repas, la sécurité alimentaire, et qui constitue un moment éducatif d'éducation au goût et à l'alimentation équilibrée ». Elle aborde une préoccupation spécifique, celle du respect de la gratuité de l'École, « condition préalable de toute ambition de justice sociale et de réussite scolaire pour tous » (novembre 2000).

Dans la* Revue des parents*, n° 314, 22 février 2001 :
Sous le titre « Assiettes sous contrôle dans les cantines scolaires », plusieurs thèmes sont abordés, dont celui de la sécurité qui est très présent : Respect de la chaîne du froid, des qualités nutritives des produits, retrait des morceaux de viande bovine à risque, préparations de viande hachée uniquement à base de muscle.
Comment retrouver la trace des viandes qui entrent dans la composition des raviolis, comment être sûr que les pommes de terre sous vide ne sont pas des OGM ?
« Trop de précautions tuent la précaution » : certaines cantines ont retiré des menus toute trace de bœuf ou de poulet. Les enfants sont privés de variété, se lassent vite et donc ne mangent plus.
L'aspect éducatif n'est pas oublié, avec un rappel des initiatives du système scolaire pour éduquer les enfants aux saveurs et aux textures inconnues, notamment pendant la Semaine du goût.

*Dans la revue **Liaisons laïques**, n° 257, mai 2000* : **« Restauration scolaire : un problème de santé publique » :**
« Parce que les crises alimentaires se succèdent, parce que les solutions proposées par quelques caisses des écoles sont timides, pour ne pas dire inadaptées, les parents d'élèves, principaux utilisateurs des cantines scolaires, devraient s'investir davantage dans le fonctionnement et le contrôle de la caisse des écoles de leur arrondissement. »

La réponse des institutions

Pour répondre à la légitime inquiétude des parents, pour renforcer la sécurité alimentaire et l'information dans les restaurants scolaires, au cours de l'année scolaire 2000-2001, le ministère de l'Éducation nationale a collaboré avec d'autres ministères et secrétariats d'État (Économie, Agriculture, Emploi et Solidarité, Intérieur, Santé, Enseignement professionnel).

Des textes officiels ont été publiés. Ainsi, une circulaire sur la restauration scolaire, *Composition des repas servis en restauration scolaire et sécurité des aliments*[1], a contribué à renforcer l'attention de tous sur l'importance d'une nourriture saine. Les thèmes abordés dans ce texte devraient rassurer :

Qualité nutritionnelle des aliments proposés par la restauration scolaire.

Confort des élèves dans les restaurants scolaires, temps accordé pour la prise alimentaire.

Équilibre nutritionnel et variété alimentaire.

Besoins nutritionnels des enfants et des adolescents en fonction de l'âge.

Éducation nutritionnelle, éducation au goût.

Hygiène avant les repas : le lavage et le séchage des mains.

Régime spécifique pour les enfants souffrant d'une allergie, d'une intolérance alimentaire ou d'une maladie chronique.

Rappel de tous les textes de référence en matière de restauration scolaire en France et en Europe.

Contrôle par les services vétérinaires dans les restaurants scolaires.

Formation des personnels de restauration scolaire.

Information des élèves et des parents d'élèves.

Le ministère de l'Éducation nationale a par ailleurs publié, en janvier 2002, une circulaire « La sécurité des aliments : les bons gestes »[2]. Lors des repas et des goûters organisés par les parents des élèves, notamment dans le cadre des fêtes d'école de fin d'année, plusieurs précautions sont à prendre :

Fraîcheur des matières premières utilisées.

Température de conservation des aliments et mode de transport.

---

1. Circulaire n° 2001-118 du 25-6-2001 « Composition des repas servis en restauration scolaire et sécurité des aliments » (texte téléchargeable sur le site du ministère de l'Éducation nationale) :
http://www.education.gouv.fr/bo/2001/spécial9/note.htm

2. « La sécurité des aliments : les bons gestes », circulaire n° 2002-004 du 3-1-2002, *Bulletin officiel* n° 2 du 10 janvier 2002.

Précautions à prendre lors de la fabrication et de la consommation des produits élaborés par les parents d'élèves (ces précautions peuvent inspirer les parents dans la préparation de la cuisine de tous les jours) :

Fabrication des produits peu de temps avant la consommation.

Nettoyage et désinfection des surfaces de travail de la cuisine (l'utilisation de l'eau de javel, un peu oubliée de nos jours, est conseillée).

Bon état et propreté du matériel et des ustensiles.

Rangement des produits d'entretien.

Éloignement des animaux domestiques pendant la préparation des repas et goûters.

Lavage des mains aussi souvent que nécessaire, avant les préparations culinaires.

Conditions de stockage des produits à l'école.

Mode de consommation des produits. Les produits non consommés, le jour de la fête, doivent être jetés.

Le point de vue des élèves

Quatre enfants, Florence, Maria, Lorenzo et Franck, élèves de cours moyen 2, sont venus parler de leur cantine scolaire, dans le courant de l'année 2000-2001. « Pourquoi déjeunez-vous à la cantine ? », « Qu'aimez-vous manger ? Que détestez-vous ? », leur a-t-on demandé. Leurs avis font apparaître cette cantine comme un lieu de convivialité où la rencontre avec les copains compte sans doute beaucoup plus que la qualité de la nourriture.

On perçoit aussi, dans certaines réponses, en filigrane, l'éducation nutritionnelle reçue dans la famille ou à l'école : « C'est équilibré, c'est pensé pour ma santé », dit savamment Maria.

Pourquoi allez-vous déjeuner à la cantine ?

Florence : — Mes parents m'envoient à la cantine parce qu'ils travaillent, ils ne sont pas disponibles.

Maria : — Les miens souhaitaient m'y faire manger un jour sur deux mais, moi, je veux y aller tous les jours de la semaine pour rester avec mes amis et aussi pour faire des jeux de société ou aller dans la salle informatique.

Qu'est-ce que vous aimez manger à la cantine ?

Florence : — J'aime tout sauf les choux de Bruxelles. Mais je les mange si j'ai faim.

Maria : — J'aime à peu près tout sauf les épinards. J'ai l'impression que je ne vais pas pouvoir les manger… mon œsophage est trop petit, je ne vais pas réussir à les avaler !

Florence : — On n'ose pas le dire aux dames de la cantine quand on n'aime pas.

Maria : — Elles disent qu'elles ne peuvent pas faire que ce qu'on aime parce que ce serait tous les jours « riz », « hamburger »… Je me force pour manger certains plats car c'est équilibré, c'est pensé pour ma santé.

Lorenzo : — Je n'aime pas les épinards, j'aime surtout les frites.

Maria : — Elles sont trop molles.

Lorenzo : — Même tous les jours j'en mangerais.

Franck : — J'aime tout sauf ce qu'on mange le vendredi : poisson et brocolis. Je me force pour le poisson, parce que c'est bien pour moi. Cela me fait du bien dans le ventre et dans la tête.

Maria : — Il y a du calcium, des fibres.

Qu'est-ce qui vous déplaît à la cantine ?

Lorenzo : — Quand on arrive les derniers, on a ce qui reste.

Franck : — Les grands rentrent un seul jour de la semaine les premiers, les autres jours ce sont les petits. Isabelle vérifie si nos mains sont propres, c'est long, on mange tard !

Florence : — Quand on rentre les derniers, après les autres, les tables sont sales, le broc à eau est plein de déchets, le sol est sale, les plateaux sont mouillés…

Maria : — La table est mouillée et le plateau fait ventouse ! Quand le plateau est mouillé, les plats glissent.

Vous préférez être servis par les dames de service qui passent entre les tables avec de grandes marmites ou bien vous servir vous-même au self ?

Franck : — Je préfère le self. On mange de tout, les plats sont équilibrés (ni trop, ni trop peu). On peut en reprendre mais il faut se dépêcher.

Vous faites partie du conseil de vie de l'école. Vous arrive-t-il d'y parler de la cantine ?

Franck : — On parle surtout de la nourriture, on propose beaucoup de choses mais on parle peu de l'hygiène. On n'ose pas.

Maria : — On en a cependant parlé lors de la « campagne de propreté ».

Chez vous, le soir, vous parlez avec vos parents de ce que vous avez mangé à midi ?

Maria : — Oui, pour équilibrer avec le repas du soir.

Franck : — Non, de toute façon, j'aime les pâtes, les frites… Si ma mère m'en refait, je ne dis rien.

Florence : — Il faut goûter à tous les plats. Les maîtres nous y obligent, alors qu'ils savent qu'on n'aime pas… alors que ça pourrait être mangé par d'autres.

Maria : — Oui, on doit quand même manger ce qui est dans l'assiette et après on vomit.

Lorenzo : — Moi, je suis allergique au fromage. La directrice m'a obligé à en manger et j'ai été malade. Elle avait oublié la fiche verte remplie par mes parents.

Interview du responsable de la caisse des écoles du XVe arrondissement de Paris :

Comment les cantines scolaires appliquent-elles le principe de l'équilibre alimentaire ?

Le public des enfants est difficile car il a un goût prononcé pour les féculents. Il a aussi une sorte de réticence devant les légumes verts. On est bien obligé de tenir compte de leurs goûts car, sinon, certains enfants ne mangent pas du tout. L'autre risque, c'est de ne présenter que des choses qu'ils aiment : on sait que certains plats auront du succès, mais cela fait des repas complètement déséquilibrés.

Le soir, tous les cas de figure sont possibles : dans certaines familles, on se préoccupe beaucoup de l'équilibre alimentaire. Là, il n'y a pas de souci. Mais, ailleurs, certains enfants se servent directement dans le réfrigérateur. Dans quelques familles défavorisées, l'enfant aura simplement une alimentation d'appoint qui calmera sa faim mais ne lui apportera pas l'équilibre nécessaire. En fait, on ne sait pas bien ce qui se passe dans les familles…

Quelles sont les évolutions, dans les restaurants scolaires ?

Cela fait déjà un certain temps, dans le XVe arrondissement, que l'on se préoccupe de ne pas aller forcément dans le sens de ce que souhaitent les enfants et que l'on essaie de varier les menus.

La manière dont ces repas sont vécus par les enfants dépend beaucoup de la qualité de la surveillance des animateurs. Les échos sont très différents d'une école à l'autre. Quand les surveillants s'impliquent bien, les repas se déroulent mieux. Les enfants de maternelle sont plus dociles que les enfants d'élémentaire. À l'école élémentaire, il suffit qu'un « leader » dise qu'un plat n'est pas bon, pour que les autres adoptent le même comportement.

Pour l'équilibre sur la journée, la solution la plus récente est d'afficher le menu de midi à la porte de l'école et de suggérer aux parents, pour le soir, un type de menu. Cela se passe apparemment plutôt bien : certaines mères de famille sont contentes qu'on leur souffle des idées.

Vous travaillez avec une diététicienne ?

Les menus de midi font l'objet d'études depuis déjà un certain temps. C'est le même menu qui est servi dans les soixante et quelques écoles du XVe arrondissement. Chaque jour, une école note son appréciation pour le menu qui est servi. Ces évaluations sont ensuite collectées et, tous les mois, elles sont examinées au cours d'une réunion. Ces documents sont remplis par les surveillants et éventuellement par le directeur d'école, en fonction de certains critères : on regarde plus particulièrement ce que l'on trouve dans les poubelles et l'on demande une appréciation générale sur la quantité et la qualité.

Ces menus modifiés sont ensuite repris l'année suivante. Une diététicienne intervient, uniquement pour donner des conseils sur les menus du soir. Elle fait parfois des remarques sur les menus de midi et la caisse des écoles tient compte de ses conseils.

Pour une soixantaine d'établissements, quelles sont les quantités de nourriture ?

Par enfant, pour chaque plat, on a des grammages. On prévoit des grammages différents pour les enfants de maternelle, d'élémentaire, de collège et de lycée. Pour les lycées on a des quantités qui vont au-delà des quantités adultes. Les collégiens ont à peu près des quantités « adultes ». Les maternelles et les élémentaires ont les mêmes quantités car les maternelles sont plus dociles pour manger…

Un logiciel permet de calculer les quantités nécessaires : on saisit le menu d'un côté, et d'un autre le nombre de rationnaires prévus, école par école.

La cuisine est faite sur place dans les écoles du XVᵉ arrondissement. Quelles sont les différentes organisations des cantines sur Paris ?

Dans le XVᵉ la cuisine est faite sur place. Dans d'autres arrondissements on a des cuisines centrales par liaison chaude. Celles-ci préparent les repas, le matin même, ensuite on les met en containers et ils sont livrés sur les points de consommation. Ce système a un inconvénient : on a du mal à garder les aliments chauds. Or le maintien d'une certaine température est importante pour l'hygiène, sinon les bactéries se développent.

La troisième voie est toujours une préparation centrale, mais avec une liaison froide. Les plats sont réchauffés sur place. Cela permet de gérer plus facilement les stocks car les aliments sont dans des barquettes et l'on sort le nombre de barquettes très peu de temps à l'avance. Mais il n'est pas possible de traiter de cette manière tous les produits.

La solution, en cas de liaison froide, est de mettre beaucoup de fonds de sauce et d'arriver à un goût toujours à peu près identique. Cette formule a été en vogue car le gros problème en restauration collective, c'est d'être obligé de fabriquer les repas alors que l'on ne connaît pas bien les effectifs. Quand les produits sont cuisinés sur place, ce qui est fabriqué en trop est ensuite perdu. La liaison froide permet de mieux maîtriser les quantités servies par rapport aux effectifs présents. Cela permet aux cuisines centrales de travailler en fonction des horaires de bureaux puisqu'il n'y a plus de lien temporel entre la fabrication et le service.

Que pensez-vous de la restauration à « la carte » ?

Notre travail serait très difficile si les parents décidaient le matin même de laisser leurs enfants à la cantine ou pas. Quand on a un système de fabrication qui n'est justement pas la liaison froide, on est obligé de prévoir les livraisons de légumes et autres aliments la veille, au plus tard, la fabrication se faisant le matin, assez tôt. Un système à la carte, au jour le jour, serait une réelle difficulté.

Nous préférons privilégier le système de préparation des repas sur place : c'est un système qui permet d'avoir la meilleure qualité gustative.

À propos du goût, donnez-vous des consignes particulières aux chefs de cuisine ?

Comme on a une fabrication des repas au niveau de chaque groupe scolaire, le menu est le même partout. Mais les responsables de cuisine peuvent décider de personnaliser la présentation. Il y a cette possibilité de s'adapter au goût des enfants présents et aux *desiderata* des directeurs d'école.

Pour le goût, on ne met pas de ketchup afin de ne pas ressembler à la restauration rapide. Ce qui est mou, sucré, gras correspond bien au goût des enfants et part assez vite. Cela n'est pas sans inconvénient pour la santé.

Les parents viennent parfois manger dans les cantines : ils sont souvent étonnés car ils s'attendent à quelque chose de moins traditionnel dans les préparations. Ainsi, ils découvrent que la purée n'est pas de la purée en flocons : elle est faite avec des pommes de terre et cela n'a pas le même goût.

Et le principe de précaution dont on parle tant ?

La viande de bœuf est suspendue[1], sous la pression des parents. On a toujours le porc, le veau, les volailles nourries sans alimentation carnée, l'agneau, le poisson (les poissons proposés environ deux

1. La mesure d'interdiction de certains produits carnés a été prise en 2001. Des évolutions sont à prévoir par la suite, avec les progrès faits en matière de traçabilité.

fois par semaine sont choisis parmi les poissons de mer dits « nobles »).

On ne fait pas du tout de steak haché surgelé. Dans les spaghettis « bolognaise », on met de la viande de veau, hachée sur place. On contrôle mieux ainsi ce que l'on met dans les préparations.

Les enfants apprécient-ils les self-services ?

Ces self-services sont apparus il y a environ douze ans dans l'arrondissement. Au plan éducatif, l'enfant a le choix en ce qui concerne l'entrée, le fromage et le dessert. Par contre, il n'y a pas de choix pour le plat principal.

L'enfant a l'impression d'avoir une diversité. En fait, celle-ci est un peu réduite en ce sens que l'alternative proposée est dans une même catégorie : « carotte râpée » ou « céleri rémoulade », ou, un autre jour, « friand au fromage » ou « quiche lorraine ». Par son choix, l'enfant ne peut donc pas avoir un menu déséquilibré.

On perd un peu en convivialité dans un self mais on gagne en autonomie de l'enfant. Les élèves d'école maternelle ne sont pas concernés par les selfs. On continue à les servir à table.

Le regard du médecin sur les menus

Le regard du nutrithérapeute sur les menus de cantines présentés ci-dessous est là pour illustrer les choix alimentaires préconisés dans le présent ouvrage.

Menu du lundi midi :
concombre au vinaigre ou carottes rapées
gigot d'agneau
purée de pommes de terre
crème de gruyère ou fromage blanc
fruits variés

Suggestions pour le lundi soir :
carottes
riz au lait

L'analyse du médecin

« Ce qui me frappe dans cette association d'aliments, c'est que l'on privilégie ce qui a un goût sucré. Par exemple, les carottes râpées en entrée. La purée de pommes de terre est sucrée, les fruits aussi. Le soir, la diététicienne suggère encore des produits sucrés : carottes, riz au lait.

Le goût du sucré est inné chez les enfants. Il ne nécessite aucun apprentissage. En ne donnant pratiquement que ce type de produits, quels goûts nouveaux leur apprend-on ? Ainsi, pourquoi ne pas servir le gigot d'agneau avec un mélange de légumes verts (par exemple des haricots verts ou des courgettes ou du fenouil dont le goût n'est pas encore très familier pour certains enfants) et de pommes de terre (pour leur faire plaisir). Avec les carottes (sucrées) on mélangera des concombres (au goût plus amer). Il faut arriver à des consensus entre plaisir et apprentissage de goûts nouveaux. »

Menu du mardi midi :
salade de coquillettes
poisson pané
petits-suisses

Menu suggéré pour le soir :
pommes lyonnaises
compote
biscuit

L'analyse du médecin

« Avec les menus du mardi, on a encore une accumulation de produits au goût sucré tout au long de la journée : les coquillettes sont des hydrates de carbone, la chapelure du poisson pané a un goût dominant sucré car c'est également un hydrate de carbone. Les petits-suisses sont des produits sucrés, comme les fruits.

Le soir, les pommes de terre sont sucrées, la compote et le biscuit aussi. Je ne vois pas en quoi ces menus éduquent le goût. Or l'organisme a besoin de toutes sortes de produits et pas seulement de produits sucrés. »

Le menu du mercredi midi :
friand
poulet rôti
gratin de courgettes
carré frais demi-sel
fruits

Le menu suggéré pour le soir :
lasagnes aux épinards gratinées
fromage blanc aux fruits

L'analyse du médecin

« Le menu de midi est équilibré, mais je n'aurais pas mis de friand. Pourquoi ne pas faire une salade, en entrée, en rajoutant des pommes coupées en petits morceaux, mélangées avec du concombre et des avocats, par exemple.

Le soir, avec les lasagnes, on retrouve un gratin, comme à midi. Le gratin c'est du beurre et du fromage. Quand on ajoute à cela fromage blanc aux fruits, la journée est donc orientée vers les sucres et les graisses qui sont tout de même, dans les fromages, saturées. Le midi à la place du carré frais, on pourrait donner un yaourt. »

En conclusion, pour garder à l'esprit les principes de la nutrithérapie

« Dans les menus de cantine, pour viser à la fois la santé de l'enfant et l'éducation aux saveurs, il faut sortir l'enfant du goût sucré et lui en apprendre d'autres. C'est absolument capital.

L'équilibre sur la journée est une intention louable. À midi, il est bon de prévoir des protéines parce qu'elles ont une action très dynamisante. En revanche, pas besoin de féculents à midi, car ils ont un effet "ralentissant", ils endorment. Or les enfants ont des cours l'après-midi pendant lesquels ils doivent être attentifs et performants…

Le soir je conseillerais aux parents de donner des légumes, crus ou cuits (sous n'importe quelle forme : soupe, salade), des féculents (pâtes, riz, pomme de terre, lentilles…). À la limite, du poisson ou des viandes blanches. Comme dessert, yaourts, fruits frais ou compote.

Il faut savoir quand même que le repas du soir est important pour la qualité du sommeil de l'enfant. Un bon plat de pâtes avec des légumes, c'est idéal pour qu'il dorme bien et se réveille en forme, le matin. »

L'accueil des enfants souffrant d'allergies alimentaires à l'école

Julien et Maxime sont allergiques : leur maman témoigne
« Pour la préparation des repas dans la famille, c'est déjà un vrai casse-tête : Julien, 10 ans, est allergique aux œufs et à tous les produits qui en dérivent, tandis que Maxime, 8 ans, est, lui, allergique aux cacahuètes. Je suis obligée, parce que je travaille, de faire garder des enfants à midi par une jeune fille qui vient les chercher et les fait manger. Comme ils sont assez grands et responsables, ils ont bien intégré les conseils relatifs à leur maladie : éviter de manger des gâteaux et des friandises que leurs petits copains offrent, dans la cour de récréation ou après quatre heures et demie, au goûter. Maxime a cependant déjà été tenté par un gâteau d'anniversaire, apporté par un camarade et il a fait un œdème de Quincke[1], un jour à l'école. Cela nous a fait très peur ! Le médecin qui le suit nous a conseillé de venir en parler avec la directrice pour qu'elle lui donne, en cas de crise, le médicament nécessaire. »

1. L'œdème de Quincke se traduit par un gonflement qui déforme à la face. La gravité de cet œdème tient surtout au risque d'une atteinte laryngée : celle-ci peut être menaçante en raison du risque d'asphyxie. Toute modification de la voix ou trouble de la déglutition impose le transport en urgence, en milieu hospitalier, pour surveillance, par la famille ou, à défaut, par les pompiers ou le SAMU.

Le projet d'accueil individualisé (PAI)[1]

Les directeurs d'école peuvent aujourd'hui rassurer les parents : en cas de crise d'allergie, l'enfant sera soigné à l'école, grâce à une ordonnance du médecin traitant, car le projet d'accueil individualisé (PAI), signé par la famille, le médecin scolaire et l'école, précise maintenant le régime alimentaire auquel sont astreints les enfants concernés ainsi que les modalités d'intervention relatives aux soins d'urgence. Le PAI précise le nom des médicaments qui peuvent être administrés par les enseignants responsables de l'enfant, professeurs des écoles ou directeur. Auparavant, les enseignants étaient bien démunis pour agir car la distribution de médicaments est interdite dans les écoles.

Ce projet peut prévoir la possibilité d'administrer un traitement injectable par un personnel non médical dans les situations d'urgence. En cas de déplacement scolaire, sortie ou classe de nature, l'école fera suivre la trousse d'urgence (à conserver au frais), les consignes et les numéros de téléphone d'urgence du lieu de visite ou de séjour.

De manière tout à fait paradoxale, les enfants ne pouvaient pas bénéficier du régime alimentaire particulier quand ils souffraient d'allergies, alors qu'ils pouvaient avoir des régimes alimentaires particuliers pour motif religieux. Depuis longtemps en effet les interdits religieux sont pris en compte par les caisses des écoles responsables des menus. Les enfants allergiques, eux, ne pouvaient pas apporter leur « panier-repas », pour le repas de midi et pour le goûter, car cela présentait d'éventuels risques d'intoxication alimentaire pour les autres enfants.

Avec le développement des allergies alimentaires, le milieu scolaire a dû s'organiser : la prise des repas par les enfants allergiques, dans les cantines scolaires, fait maintenant l'objet de précautions particulières prises par l'école, en relation avec la famille. Les caisses des écoles prévoient parfois des menus de remplacement.

1. Le projet d'accueil individualisé (PAI) fait l'objet de précisions réglementaires dans un texte officiel : « Accueil des enfants et adolescents atteints de troubles de santé », circulaire n° 99-181 du 10.11.1999, *Bulletin officiel* n° 41 du 18.11.1999 (ce texte est en ligne sur le site officiel : www.education.gouv.fr, rubrique *BO*).

Cependant certains responsables préfèrent ne pas s'engager à servir des repas aux enfants hautement allergiques : dans ce cas, ils les accueillent à l'heure des repas et réchauffent les plats préparés par les parents.

L'action de l'institution scolaire

Un numéro spécial de la revue *Réadaptation*[1], intitulé « L'accueil à l'école, au collège et au lycée des enfants et adolescents atteints de troubles de la santé », fait le point sur « les modalités du projet d'accueil individualisé qui permet à la communauté éducative de répondre, de façon adaptée, à la multiplicité des situations individuelles ». Le ministère y rappelle les directives nouvelles relatives à l'accueil des enfants atteints d'allergies alimentaires et apporte des précisions sur les mesures à prendre en cas de soins d'urgence et d'aménagement des repas. Il actualise les données relatives aux traitements médicaux adaptés. Il clarifie les notions de responsabilité de chacun, famille ou personnel enseignant.

1. La revue *Réadaptation* est publiée par le ministère de l'Éducation.

ANNEXES

1 - Le plan de 5 ans pour les arts et la culture
De la maternelle à l'université (CNDP, 2002)[1]
Arts du goût

Objectifs

En travaillant à généraliser les classes de goût, notre ambition est simple et profonde : doter chaque élève d'une véritable culture générale alimentaire, qui lui sera utile tout au long de sa vie.

Une telle ambition implique, dès le plus jeune âge, de favoriser l'acquisition des catégories fondamentales du goût ainsi que la connaissance des saveurs, des textures, des grandes familles d'aliments. L'enjeu de ce premier effort est simple : donner aux élèves les moyens de se confronter, de manière réflexive, à la richesse de la palette gustative.

Un deuxième aspect est essentiel : articuler les connaissances techniques aux patrimoines culinaires régionaux. Car dans une recette, dans un plat, dans une spécialité régionale se croisent souvent une histoire, une géographie et des cultures dont la rencontre façonne aussi bien les produits que les modes de production. À travers l'éducation au goût, les élèves seront ainsi sensibilisés aux ressources naturelles, agricoles, culturelles et culinaires de leurs régions.

Enfin, éduquer le goût, c'est évidemment faire cuisiner les élèves. En leur faisant confectionner, dans le cadre de ces classes de goût, une série de plats, ils pourront saisir les logiques, notamment diététiques, à l'œuvre dans un repas et être initiés à la transformation des aliments, à la mise en œuvre des recettes et à l'inventivité dont ces activités sont évidemment le support.

On le voit, le goût s'articule aux savoirs enseignés à l'école : à l'histoire, à la géographie, à l'expression orale et écrite qui permettent de dépasser le « j'aime/j'aime pas » et d'argumenter sur ses préférences alimentaires. L'éducation au goût permet, par là, de développer un véritable sens de la nature, de ses ressources, des modes de production en relation au climat d'une région, à son sol, à son histoire, aux différents peuples qui se sont croisés au fil du temps sur une terre.

1. Le plan de 5 ans pour les arts et la culture, *Livre blanc*, CNDP, Paris, 2002 – www.artsculture.education.fr

Maîtrise de savoirs théoriques, découverte des patrimoines locaux, développement d'un sens de la nature, introduction à la diététique et aux logiques alimentaires : l'éducation au goût est, à l'évidence, au carrefour de préoccupations individuelles et sociales majeures aujourd'hui.

Formation et ressources

Développer une éducation du goût[1] suppose la formation d'intervenants qualifiés, qu'il s'agisse de spécialistes des sciences du goût ou de cuisiniers. Nous avons, à ce titre, l'intention de susciter autour des écoles la création d'associations capables de mobiliser des membres actifs au profit de cette forme d'éducation. De telles associations agiront comme des centres de ressources, de formation, de sensibilisation.

À partir de ce réseau de ressources qui est à constituer, deux types de formation pourront être mis en œuvre :

— dans le temps scolaire : par les classes à PAC[2] spécialisées dans les arts du goût et la pratique de la cuisine, ce qui suppose des intervenants extérieurs de qualité et des locaux adaptés ;

— dans le temps de la cantine : il faut pouvoir mobiliser des intervenants qualifiés qui expliqueront aux enfants la confection des menus, leur réalisation et les grands principes diététiques qui les gouvernent.

La mise en œuvre de ces formations s'appuiera notamment sur l'Institut du goût qui est implanté au Futuroscope de Poitiers et sur son lycée innovant. La méthode de Jacques Puisais et celle de Patrick MacLeod permettent déjà de former chaque année environ 400 professeurs des écoles. Cet effort doit être décuplé.

Enfin l'atelier du goût qu'ils ont créé au Futuroscope a reçu 400 000 visiteurs l'an dernier. Il serait souhaitable d'en créer de nouveaux dans d'autres régions de France. C'est un programme qui concerne non seulement le goût mais aussi la culture scientifique et technique.

---

1. Cette éducation du goût a été impulsée de 2000 à 2002.

2. Les classes à *projet d'action culturelle* (PAC) : Un projet artistique et culturel de classe est une organisation pédagogique ouverte à un partenaire artistique et culturel. Il constitue le prolongement des enseignements, s'appuie sur les programmes et s'inscrit dans les horaires habituels de la classe.

2. La restauration scolaire[1]
Au menu : équilibre, sécurité, plaisir

Une volonté de transparence

Face à la demande croissante d'informations des élèves et des parents d'élèves sur la restauration scolaire, il convient de **privilégier la transparence, l'ouverture et le dialogue**.

Toutes les informations disponibles par l'étiquetage doivent pouvoir être communiquées à la demande des parents et des élèves, selon des modalités à définir localement.

Il est essentiel que le cahier des charges contienne toutes les **indications sur la provenance, l'origine et les traitements des denrées alimentaires**. La composition des aliments (ingrédients et additifs) doit être connue afin de prévenir les allergies.

Principes généraux

L'alimentation d'un enfant d'âge scolaire est essentielle pour sa croissance, son développement psychomoteur et ses capacités d'apprentissage. Elle doit être équilibrée, variée et répartie au cours de la journée : 20 % du total énergétique le matin, 40 % au déjeuner de midi, 10 % à quatre heures et 30 % le soir.

La restauration scolaire répond à une double exigence : **maintenir la qualité nutritionnelle des repas et mieux informer les parents**, notamment sur les questions liées à la **sécurité alimentaire**.

L'école est aussi un lieu privilégié d'éducation au goût, à la nutrition et à la culture alimentaire. Le temps du repas est l'occasion pour les élèves de se détendre et de communiquer. Il doit aussi être **un moment privilégié de découverte et de plaisir**.

---

1. Document publié en février 2002 par le ministère de l'Éducation nationale.

Organisation

Pour les **écoles primaires**, la responsabilité de la restauration relève de la collectivité locale. Les modes d'organisation varient selon la taille des communes. Le service est assuré, soit par le personnel communal, soit par celui du service de restauration.

La majorité des **collèges et des lycées** gère directement la préparation des repas qui sont préparés et consommés sur place. Dans certains cas, la gestion est assurée par une société de restauration collective : les repas sont alors préparés dans une cuisine centrale puis livrés dans une cuisine dite « satellite », soit en liaison chaude, soit en liaison froide.

Des menus adaptés aux besoins nutritionnels des jeunes

La fréquence de présentation des plats doit être respectée afin de préserver l'équilibre alimentaire selon les principes suivants :

- diminuer les apports lipidiques
- augmenter les apports de fibres et de vitamines
- augmenter les apports en fer
- augmenter les apports calciques

Les apports du repas de midi

Élèves de maternelle :

8 g de protéines de bonne qualité, 180 mg de calcium, 2,4 mg de fer.

Élèves de l'école élémentaire :

11 g de protéines de bonne qualité, 220 mg de calcium, 2,8 mg de fer.

Adolescents :

17 à 20 g de protéines de bonne qualité, 300 à 400 mg de calcium, 4 à 7 mg de fer.

Quelques recommandations

■ La ou les **collations** doivent viser à pallier des apports insuffisants (absence de petit déjeuner à domicile par exemple) et non pas à augmenter l'ingestion calorique au-delà des apports nutritionnels recommandés.

La collation du matin doit être proposée au plus tard 2 heures avant le déjeuner et comprendre au minimum un fromage ou autre produit laitier. Si une collation est proposée l'après-midi, elle comprend une boisson, un élément céréalier, un fruit…

■ Par ailleurs, il est recommandé de mettre à la disposition des élèves des **distributeurs d'eau réfrigérée** qui devront être préférés aux distributeurs de boissons sucrées.

■ Dans les établissements scolaires où des distributeurs de boissons sont installés, il est indispensable d'établir un partenariat avec les familles et les entreprises concernées, afin de définir les boissons mises à disposition des élèves.

■ La consultation des **professionnels de la diététique ou de la nutrition** est souhaitable.

■ Il faut veiller au **respect des règles d'hygiène, de sécurité**, mettre à disposition dans les établissements scolaires des installations sanitaires suffisantes et correctement équipées permettant le lavage et le séchage des mains.

L'éducation nutritionnelle et l'éducation au goût

L'éducation nutritionnelle à l'école doit être reliée à la vie sociale et tenir compte de la diversité des modèles dans les différentes cultures. **Le goût s'apprend, s'éduque, s'acquiert dans le temps**. Il peut être le point de départ pour toute une série d'activités :

■ organisation d'animations dans le cadre d'ateliers de découverte ;

■ valorisation du patrimoine culinaire ;

■ promotion des produits de bonne qualité ;

■ découverte des odeurs, des saveurs, des épices et des essences ;

■ explication des secrets de fabrication ;

■ exercice de l'esprit critique face aux tendances, aux modes, aux médias…

La sécurité des aliments

L'obligation de sécurité pour les aliments offerts à la consommation humaine, sous quelque forme que ce soit, est un des fondements du droit alimentaire.

Pour assurer cette obligation, **quatre démarches ont été mises en place** progressivement en France :

- l'évaluation scientifique des risques sanitaires et nutritionnels des produits et technologies alimentaires ;
- la réglementation ;
- l'utilisation volontaire de pratiques sécuritaires par les professionnels ;
- la vérification effective du résultat par les pouvoirs publics.

En cas d'allergie ou d'intolérance alimentaires

Il est difficile de prévoir des menus spécifiques pour les **élèves dont l'état de santé nécessite un régime alimentaire particulier**.

La mise en place de « paniers-repas » dans le cadre d'un projet d'accueil individualisé doit être favorisée. La famille assure alors la pleine responsabilité de la fourniture du repas, du conditionnement et du transport.

La chaîne du froid doit être impérativement respectée, de la fabrication du repas par la famille jusqu'à sa présentation à l'enfant lors du déjeuner à l'école.

Panorama de la restauration scolaire en France

6 millions d'enfants et d'adolescents fréquentent le restaurant scolaire, soit un élève sur deux : 47 % des élèves de lycée professionnel, 56 % des élèves de lycée général et 54 % des collégiens, dont 40 % en zone d'éducation prioritaire ; **3 200 000 repas** sont servis quotidiennement sur 6 000 points de distribution ; **250 MF** sont alloués pour le fonds social cantines ; **29 % des repas** servis sont préparés par des sociétés de restauration collective. Seuls

5 % des établissements publics du secondaire ont recours à des sociétés de ce type, contre 61 % des établissements scolaires privés.

Des outils pédagogiques

■ Les ateliers expérimentaux du goût (académie de Paris, CNDP, 2001) ;

■ Autour de l'alimentation, actes du colloque du 27 octobre 1999 à Mâcon et fiches pédagogiques (inspection académique de Saône-et-Loire) ;

■ « Les enfants du goût », une exposition pour jouer à découvrir l'alimentation (CFES, 1999) ;

■ La mallette pédagogique qui complète les classes d'éducation sensorielle et d'éveil au goût notamment dans les ZEP (CRDP de Bordeaux, région Aquitaine, 2001) ;

■ Cédérom *Alimentaire mon cher Joe* sur l'équilibre nutritionnel proposé aux élèves de CM1-CM2, de 6e et de 5e (CHU Toulouse, 2000).

Pour en savoir plus…

■ Circulaire n° 99-181 du 10 novembre 1999 relative à l'accueil des enfants et des adolescents atteints de troubles de la santé évoluant sur une longue période

■ Circulaire n° 2001-118 du 25 juin 2001 relative à la composition des repas servis en restauration scolaire et à la sécurité des aliments

■ Circulaire n° 2002-004 du 3 janvier 2002 relative à la sécurité des aliments : les bons gestes

■ Site pédagogique du ministère : http://www.eduscol.education.fr

3. Le plan national « nutrition – santé » du secrétariat d'État à la Santé

Le secrétariat d'État à la Santé et aux Handicapés a présenté, le 31 janvier 2001, à la presse, un « plan national nutrition-santé ». Ce plan, dans une stratégie de prévention, a pour but d'« améliorer l'état de santé de l'ensemble de la population en agissant sur l'un de ses déterminants majeurs : la nutrition ».

Ce rapport « pour une politique nutritionnelle de santé publique en France » donne des précisions sur la consommation en termes de macro- et micronutriments et sur les comportements alimentaires en fonction de l'âge et du sexe. Il va parfois à contre-courant des pratiques largement répandues.

Ainsi, les rédacteurs regrettent très nettement l'actuelle diminution de l'allaitement maternel : « Au début du XXe siècle, rares étaient les femmes qui n'allaitaient pas. L'évolution des modes de vie ainsi que le développement et la promotion de lait industriel adapté au nourrisson ont fait baisser cette pratique. »

Or, « le lait maternel, pour ses qualités nutritionnelles et anti-infectieuses ainsi que son adaptation permanente au développement physiologique du nourrisson et pour la relation mère-enfant qu'il sous-tend, est reconnu comme étant l'aliment idéal du nourrisson, tant pour sa croissance que pour son développement psychomoteur ». Plus l'information des mères augmente, plus elles ont fait des études et plus elles allaitent.

Pour l'enfant qui grandit, le rôle de la famille dans l'éducation nutritionnelle est considéré comme fondamental. C'est elle en effet qui dicte les comportements alimentaires précoces des jeunes, à partir des modèles de consommation montrés aux enfants. Cette influence va perdurer toute la vie sans que les uns et les autres en aient forcément conscience.

Le rapport insiste sur la nécessité de cette éducation nutritionnelle, dans la famille et à l'école, pour responsabiliser les jeunes consommateurs dans les choix alimentaires qu'ils effectuent.

Cette éducation, en milieu scolaire, fait aussi l'objet de conseils de la part du ministère de l'Éducation nationale. Mais bien souvent, cependant, les enseignants laissent de côté les conseils concernant la santé, considérant qu'il s'agit du domaine privilégié de la famille.

4. La santé des jeunes en milieu scolaire 26 février 2003

[Communication en Conseil des ministres]

Éduquer à la nutrition – prévenir les problèmes de surpoids et d'obésité

L'obésité touche aujourd'hui plus de 10 % des enfants de 5 à 12 ans et 13,4 % des adolescents. Face à ces chiffres, l'Éducation nationale se doit d'engager un combat déterminé contre les déficiences nutritionnelles. L'objectif est de prévenir et prendre en charge les problèmes liés au surpoids.

En cohérence avec le plan national nutrition santé, la dimension nutrition doit être mieux intégrée dans les programmes scolaires. Elle doit sensibiliser et associer les familles. Dès l'école maternelle, la collation du matin et les goûters d'anniversaire doivent être l'occasion d'une éducation à la nutrition. L'éducation nutritionnelle et l'éducation au goût ont toute leur place à l'école, dans le cadre des animations organisées autour de la valorisation des patrimoines culinaires. Le guide de la nutrition pour les adolescents, élaboré par l'INPES, sera diffusé dans les établissements scolaires.

Pour relayer cette démarche éducative, des mesures concrètes seront prises dans les établissements : il sera demandé aux chefs d'établissement de limiter la présence des distributeurs de boissons sucrées et d'aliments hyper-caloriques. Parallèlement, l'installation de fontaines d'eau fraîche sera encouragée.

La restauration scolaire et les personnels qui la font fonctionner jouent évidemment un rôle fondamental dans la promotion d'une alimentation équilibrée. Il faut à cet égard saluer le travail réalisé dans beaucoup d'établissements autour de la commission des menus. Une enquête sera lancée pour mesurer l'application de la circulaire du 28 juin 2001, relative à la composition des repas servis en milieu scolaire.

L'obésité peut être le signe d'une grande anxiété ou la réaction à une souffrance psychique importante. Dans ce cas l'approche nutritive ne suffit pas, le jeune devra être orienté vers les services médicaux compétents. À l'inverse, il convient également de prêter attention aux symptômes traduisant une tendance à l'anorexie, fréquente chez les adolescentes.

Enfin, la pratique d'activités sportives, notamment par le biais du sport scolaire, constitue de toute évidence un moyen de lutter contre la survenance des problèmes de surpoids.

5. Dans quels aliments trouver chaque nutriment ?

Les nutriments sont présents dans les aliments que vous consommez et que vous donnez à vos enfants. Où les trouver ? Les listes ci-dessous vous informent sur le type de nutriments que contiennent les aliments, légumes, viandes, laitages, etc. Elles ne prétendent pas à l'exhaustivité mais vous montrent la voie d'une alimentation plus équilibrée.

Le classement adopté – l'entrée par les nutriments – et le classement des aliments par ordre alphabétique à l'intérieur de chaque rubrique sont destinés à faciliter votre recherche.

Les micronutriments

Les vitamines
Les minéraux et oligoéléments
Les acides aminés
Les acides gras

Les macronutriments

Les glucides ou hydrates de carbone
Les lipides
les protéines

Les micronutriments

Les vitamines

Vitamine A

beurre
foie de veau
foie de volaille
huile de foie de poisson
jaune d'œuf
laitages non écrémés
poissons gras (saumon, sardine, maquereau, thon)

Bêta-carotène

abricot frais
abricot sec
brocolis
carotte
chou
cresson
crevettes
épinards
laitue
mâche
mangue
melon
pastèque
pêche
pissenlit
potiron
poulet
prune
saumon
tomate

Vitamine B1

céréales complètes
farine

foie
huîtres
fruits secs
jambon cru
jaune d'œuf
lait
légumes (asperge, chou)
légumes secs
noisettes
oléagineux
pain (non grillé)
porc

Vitamine B2

abats (foie, rognon)
brocolis
champignons
épinards
fromage
lait
levure
œuf
pain

Vitamine B3 (PP)

céréales complètes
foie
fruits secs
germes de blé
lapin
légumes secs
levure
œuf
pain
porc
saumon frais
thon
volaille

Vitamine B5

abats
avocat
cacahuète
champignon
œuf
poissons
viande

Vitamine B6

agneau
banane
germes de blé
légumineuses
levure
noix
poisson gras
pomme de terre
porc
riz
viande maigre

Vitamine B8

abats
blé
flocons d'avoine
fruits secs
haricots
jaune d'œuf
légumes secs

Vitamine B9

(folates)
abats
banane
céréales complètes
cottage cheese
foies (volaille, veau, génisse)
légumes verts
œuf
tomate
viande de poulet
viande de bœuf

Vitamine B12

abats
crustacés
huîtres
laitage
œuf
poisson
viandes

Vitamine C

chou
citron
cresson
fenouil

fraise
framboises
cassis
goyave
groseille
kiwi
légumes verts à feuilles (épinard, bette)
mâche
orange
pamplemousse
papaye
persil
poivron
pomme de terre
raisin
tomate

Vitamine D

huile de foie de poisson (flétan, morue, saumon)
jaune d'œuf
laitage
poisson gras
sardine

Vitamine E

avocat
chou
foie
huile de germes de céréales (blé)
huile de soja
huile de tournesol
huile d'olive
légumes verts à feuilles
maïs
noisette
amande
œuf
tomate

Vitamine K

chou blanc (en choucroute)
foie
huiles végétales
laitages
légumes verts à feuilles
œuf
poisson gras

Coenzyme Q10

cœur (bœuf en particulier)
sardine

Les minéraux et oligoéléments

Calcium

brocolis
céréales
chou
chou-fleur
eau minérale
épinards
fruits de mer
fromages
graines de sésame
lait de vache
lait d'amande
légumineuses
navet
oléagineux (amande, noix, noisette)
pain blanc
pain complet
pois chiche
poissons gras
riz brun
sardines en boîte (avec les arêtes)
saumon
yaourt

Magnésium

amande
brocolis
céréales complètes
cacao
citron
eau minérale
figue
fruits de mer

légumes secs
légumes verts
légumineuses
maïs
noisette
noix
poisson
pomme
yaourt

Phosphore

fruits secs
laitages
œuf
poisson
soda
viande
nota bene : calcium et vitamine D facilitent l'assimilation du phosphore

Sodium

aliments fumés
biscuits apéritif
charcuterie
fromage
pain
potages en sachet
repas cuisinés industriels
sel de table

Potassium

abricot
banane
poisson
pomme de terre
tomate
volaille

Fer

boudin noir
foie (veau, génisse, agneau, volaille, etc.)
lentilles
poisson
poulet
son de blé
viandes de bœuf, de veau, de porc
jaune d'œuf

Cuivre

céréales
foie
fruits de mer
légumes verts
noix
prune

Chrome

Fruits de mer
levure de bière
sucre roux
viande

Fluor

eau minérale
sel iodé et fluoré

Iode

algues
fruits de mer
légumes verts

Lithium

betterave
carotte
crucifères (choux divers)
eau minérale
laitue
navet
œuf
oignon
radis
sel de mer
tomate

Sélénium

abats
ail
céréales complètes
chou

Zinc

foie
fruits de mer
crustacés
huître
jaune d'œuf
légumineuses

levure de bière
œuf
oléagineux
poissons gras
poissons blancs
viandes

Silicium

bière
céréales non raffinées
fibres de fruit

Manganèse

céréales
noix

Molybdène

céréales
haricots
légumes secs
œuf
soja

Les protéines et les différents acides aminés qui les composent

Taurine

cervelle
endive
fruits de mer
mollusques
poissons gras
viande maigre

Arginine

laitance
noisette
noix
noix de coco
œufs de poisson

Cystéine

ail
asperge
chou
haricots
œuf
oignon
produits laitiers
viande maigre

Glutamine

amande
farine de blé complète
noisette

Méthionine/glutathion

ail
haricots
oignon

Phénylanaline/tyrosine

blé
œuf
pois chiches
soja
viande rouge

Tryptophane

banane
citron
germes de blé
gibier
lait
légumes verts
orange
pamplemousse
produits laitiers
sucre (ou produits sucrés)
tomate
viande rouge

Lysine

viandes, volailles, poissons
légumineuses

Choline

abats
cervelle
cœur
foie

Les macronutriments

Les glucides

Les glucides sont les aliments contenant des sucres :

Sucres lents

Ils sont assimilés plus lentement par l'organisme. Ils sont aussi appelés « sucres complexes ».

banane
fruits secs
légumes secs
pain au levain (blanc, complet, au son…)
pâtes complètes ou non
riz complet ou non
fruits frais (en raison de leur haute teneur en fibres)
légumineuses

Sucres semi-rapides

pomme de terre

Sucres rapides

Ils sont rapidement assimilés par l'organisme.
chocolat
crème glacée
friandises
pain blanc sans levain (baguette par exemple)
pâtisseries
sucreries

Les lipides

Acides gras monoinsaturés

avocat
confit de canard foie gras
confit d'oie
huile d'olive
noisette
noix
noix de cajou
noix de pékan

Acides gras polyinsaturés

oméga 3
huile de colza,
huile de noix
huile de soja
gibier
lait maternel
poisson gras
oméga 6
huile de tournesol
huile de maïs
huile de pépin de raisin
huile de bourrache
huile d'onagre,
ris de veau

Acides gras saturés

agneau
aliments de type « fast-food »
beignets
beurre
charcuterie
crème fraîche
friture
fromage
lait de vache
margarine
plats cuisinés industriels
porc
toutes les parties grasses de toutes les viandes (côtes, côtelettes, etc.)
viennoiseries

LEXIQUE

A

Absorption

Passage des nutriments dans les vaisseaux sanguins, à travers la muqueuse intestinale.

Acétonémie

Fabrication de corps cétoniques à partir de la transformation du glycogène en glucose. Ces corps cétoniques apparaissent le plus souvent lorsque l'enfant est en hypoglycémie. Ils occasionnent nausées et douleurs abdominales, plus ou moins accompagnées de fièvre. Ces douleurs aiguës surviennent loin des repas.

Acide alphalinolénique

Acide gras polyinsaturé de la famille oméga 3. On le trouve surtout dans l'huile de colza et les poissons gras. Ces aliments contiennent les acides gras EPA et DHA qui sont des acides gras indispensables (l'organisme ne sait pas les fabriquer). Ils améliorent l'équilibre nerveux et les capacités intellectuelles en assurant le bon fonctionnement des membranes cellulaires.

Acides aminés

Ces acides sont les molécules qui constituent les protéines. Pendant la digestion, ils sont séparés avant de pouvoir être utilisés par notre corps.

Huit d'entre eux sont essentiels parce qu'ils ne peuvent pas être fabriqués par l'organisme. Ils sont uniquement apportés par l'alimentation. Si l'un d'eux manque, notre équilibre général est mis en jeu. Ces huit acides aminés essentiels doivent être apportés ensemble dans les aliments. Ce sont l'isoleucine, la leucine, la lysine, la méthionine, la phénylalanine, la thréonine, le tryptophane, la valine. Un neuvième acide aminé est indispensable chez l'enfant : l'histidine. L'équilibre est parfait dans les protéines animales ou dans l'association légumineuses et céréales.

Les acides aminés, « conditionnellement essentiels », c'est-à-dire fabriqués en petite quantité dans l'organisme sont la cystéine, l'arginine, la glutamine, l'alanine, la taurine, la tyrosine, l'hydroxyproline.

Acide arachidonique

Acide gras de la famille oméga 6.

Acide cervonique

Voir DHA.

Acide désoxyribonucléique (ADN)

C'est le constituant principal des chromosomes contenus dans le noyau cellulaire. C'est une molécule formée de deux chaînes enroulées en double hélice. L'ADN porte notre patrimoine génétique. L'ADN transmet à chaque cellule l'information nécessaire à son fonctionnement.

Acide docosahexaénoïque (DHA)

Acide gras polyinsaturé, de la famille oméga 3. Il est fabriqué à partir de l'acide alphalinolénique ou apporté par les poissons gras (thon, saumon, hareng, etc.). Le DHA participe à la bonne santé des membranes cellulaires.
Il doit être apporté en supplément dans les laits pour prématurés en raison de son rôle dans le développement et le fonctionnement du cerveau et de la rétine.
Dans le lait maternel, il est contenu en proportion équilibrée avec les acides gras oméga 6 et l'acide arachidonique.

Acide eicosapentaénoïque (EPA)

Acide gras polyinsaturé oméga 3. Il est synthétisé à partir de l'acide alphalinolénique ou contenu dans les poissons gras (thon, saumon, hareng, etc.).
L'EPA atténue l'inflammation et l'allergie.

Acide gammalinolénique (GLA)

Acide gras polyinsaturé oméga 6 contenu dans les huiles d'onagre et de bourrache. Il peut aussi être synthétisé à partir des huiles de tournesol, de pépins de raisin et de maïs, à condition que la delta 6 désaturase (enzyme qui permet sa formation) soit efficiente. Cette réaction ne pourra se produire que si les apports en zinc, en vitamines B, en magnésium sont suffisants et si l'équilibre en macronutriments (protéines, lipides, glucides) est respecté. Le GLA doit être apporté en équilibre avec les acides gras oméga 3. Il participe de façon prépondérante aux mécanismes de régulation de la souplesse et de l'hydratation de la peau.

Acides gras

Ce sont les constituants des lipides.
Les acides gras sont importants pour le goût qu'ils confèrent aux aliments qui les contiennent mais, surtout, parce qu'ils sont indispensables à la vie.
Constituant des membranes cellulaires, ils permettent à nos cellules de jouer un rôle de transmetteur de messages.
Selon leur forme chimique, ils sont saturés, monoinsaturés ou polyinsaturés.

Acides gras saturés

Chimiquement stables, ils peuvent être cuits (alors qu'à la cuisson, les autres huiles sont toxiques).
Le chef de file est l'huile d'arachide.
Les graisses des laitages (beurre, fromages, crème) sont aussi saturées.
Les graisses des viandes le sont en partie ainsi que les charcuteries et les plats cuisinés de l'industrie alimentaire.
Ces acides gras saturés sont majoritaires dans l'alimentation de nos pays industrialisés.
Ils sont indispensables à l'organisme mais en quantité modérée et en équilibre avec les acides gras polyinsaturés.
La présence dans l'alimentation de vitamines antioxydantes et de certains minéraux diminue leurs effets négatifs.

Acides gras monoinsaturés

Ils sont présents dans l'huile d'olive, les oléagineux, le foie gras, l'avocat, les noisettes, les noix de cajou, les noix de pékan.
Le chef de file est l'huile d'olive qui est stable à la cuisson. On peut la chauffer, mais à moins de cent degrés. Au-delà, elle perd ses qualités nutritionnelles.

Acides gras polyinsaturés

Ils se divisent en deux catégories : les oméga 3 et les oméga 6
Les huiles de noix, de soja, de colza sont un mélange d'acides gras oméga 3 et 6.
Les graisses des poissons gras sont riches en acides gras oméga 3 : EPA et DHA (saumon, flétan, bar, carrelet, sardines, maquereaux, rougets barbets), de même que l'huile de foie de morue.
Les huiles de tournesol, de pépins de raisin, de maïs ne contiennent que des acides gras oméga 6. Les huiles de bourrache et d'onagre contiennent directement le GLA (acide gammalinolénique)

Toutes ces huiles ne doivent pas être utilisées pour la cuisson. Elles sont réservées à l'assaisonnement.

Acide linoléique

Acide gras essentiel, à apporter obligatoirement par l'alimentation. C'est un acide gras polyinsaturé de la famille oméga 6, constituant principal des huiles végétales courantes : tournesol, pépins de raisins ou maïs. Il est transformé dans l'organisme en acide gamma-linolénique et en acide arachidonique.

Acide nucléique

Substance contenue dans le noyau cellulaire.
Il en existe deux types : l'ADN et l'ARN, qui contiennent le programme génétique de chaque cellule.

Acide oléique

Acide gras monoinsaturé que l'on trouve surtout dans l'huile d'olive et l'huile de colza, mais aussi dans l'avocat, les graisses d'oie et de canard. Ce n'est pas un acide gras essentiel, puisque le corps peut fabriquer une petite partie de ses propres besoins.
Il a l'avantage d'être moins sensible à l'oxydation que les acides gras polyinsaturés.

Adipocytes

Ce sont des cellules du tissu adipeux spécialisées dans le stockage des graisses.

Affections ORL

Maladies concernant la sphère oto-rhino-laryngologique (ORL), à savoir les angines, les otites, les pharyngites, les rhinites, les sinusites.

Agueusie

Absence de goût, essentiellement liée à la carence en zinc ; en relation avec l'odorat.

ANC

voir AQR

Anorexie

Perturbation du comportement alimentaire qui s'observe le plus souvent chez les adolescents mais peut aussi s'observer chez les tout-petits.
Cela peut commencer par un manque d'appétit et se poursuivre par une difficulté majeure à se nourrir. Toute ingestion d'aliment peut devenir un problème, générant ainsi un amaigrissement, quelquefois important. Une prise en charge précoce « multiprofessionnelle » (médecin, psychologue, nutritionniste, nutrithérapeute) permet d'éviter de graves complications.

Anticorps

C'est la réponse du système immunitaire à la présence dans l'organisme d'une substance étrangère. Ils sont aussi appelés « immunoglobulines ».

Antihistaminiques

Il s'agit des médicaments ou des nutriments qui diminuent les réponses allergiques.
Le magnésium, le zinc et la vitamine C ont des propriétés antihistaminiques.

Antioxydants

On désigne ainsi les nutriments qui luttent contre les phénomènes d'oxydation cellulaire. Les antioxydants protégent de toutes les réactions provoquées par les radicaux libres.
Les antioxydants sont les vitamines C et E, le bêta-carotène mais aussi le magnésium, le zinc, le sélénium, le coenzyme Q10, les flavonoïdes…

Apgar (Score d')

Ce score permet d'évaluer la vitalité d'un nouveau-né une minute après la naissance. Il rend compte de son état respiratoire, de son pouls, de sa tonicité neurologique et musculaire.

AQR (Apports Quotidiens Recommandés)

Ce sont les quantités de nutriments qu'il est recommandé de consommer quotidiennement pour ne pas développer de maladies de carence.

B-C

Biodisponibilité

Il s'agit de la facilité d'un nutriment à être assimilé par l'organisme.

Boulimie

C'est une perturbation du comportement alimentaire.
Se dit en cas d'absorption incontrôlable en quantité et en qualité d'aliments variés. Le plus souvent, il s'agit de produits pâteux et sucrés mais cela peut concerner toute catégorie d'aliments (tels que les pâtes crues par exemple, les aliments gras et salés).

Bourrache

Plante que l'on trouve en Europe centrale.
L'huile obtenue contient un acide gras polyinsaturé essentiel, l'acide gammalinolénique appelé GLA, qui est produit à partir des huiles polyinsaturées oméga 6.
Ce GLA, absorbé directement dans l'huile de bourrache, simplifie les réactions biologiques de l'organisme qui convergent vers la fabrication de substances protectrices de la santé par leurs propriétés anti-inflammatoires et anti-allergisantes : les prostaglandines.
La bourrache est utilisée dans le traitement des peaux sèches et de l'eczéma, en association équilibrée avec l'EPA et le DHA.

Cancérogène, cancérigène ou carcinogène

Susceptible de modifier la composition de l'ADN, altérant le fonctionnement des mécanismes naturels de lutte contre le cancer.

Carence

La carence nutritionnelle est l'insuffisance d'apports en micronutriments. La carence profonde ou totale est définie par des apports inférieurs aux apports quotidiens recommandés (AQR).
Elle provoque des maladies différentes selon le nutriment concerné : scorbut pour la vitamine C, béribéri pour la vitamine B1, rachitisme pour la vitamine D.

Catécholamines

Ensemble de neuromédiateurs synthétisés à partir de certains acides aminés : phénylalanine et tyrosine. Les principales catécholamines sont la dopamine, l'adrénaline et la noradrénaline.

Cellule

C'est l'unité de base de l'organisme qui en contient environ 60 milliards. Les cellules ont pratiquement toutes la même structure. Elles se composent d'une membrane, d'un noyau et d'un cytoplasme.

La membrane constitue l'enveloppe extérieure de la cellule et elle est formée de lipides et de protéines.

Le noyau est le centre de contrôle de la cellule. Le système génétique qu'il contient est chargé de donner les ordres pour une bonne régulation des réactions biologiques de l'organisme. Il contient l'ADN du matériel génétique.

Le cytoplasme est la matière liquide qui remplit la cellule. Il contient la mitochondrie, usine énergétique de la cellule.

Parmi les grandes catégories de cellules, on trouve les cellules sanguines (globules rouges, globules blancs et plaquettes), les cellules nerveuses, les cellules épithéliales. Chacune de ces cellules a des particularités de fonctionnement, mais c'est toujours à travers la membrane cellulaire que se font les entrées et sorties de nutriments.

L'intégrité de la membrane cellulaire assure le bon fonctionnement des récepteurs (emplacements prévus pour recevoir des hormones et des médiateurs).

Céréales

Riz, pâtes, maïs, semoule, millet, pilpil, épeautre, blé, flocons d'avoine, seigle.

Chromosome

C'est la structure qui possède l'ADN, ce qui lui confère un rôle majeur au niveau génétique. Il est contenu dans le noyau cellulaire.

Il existe, dans chaque cellule, 46 chromosomes, sauf dans les cellules de la reproduction qui n'en contiennent que 23.

Coenzyme

Le coenzyme est une substance nécessaire au fonctionnement enzymatique.

Les coenzymes sont des nutriments : surtout des vitamines et des minéraux.

Cofacteur

C'est un coenzyme.

D

Déficience

Il s'agit de l'affaiblissement des réserves de l'organisme en l'un des nutriments essentiels.
Cette diminution peut être occasionnée par un manque d'apport, au niveau alimentaire ou par un excès de dépenses.
Elle se manifeste différemment en fonction du rôle joué dans l'organisme par ce nutriment. Elle peut aussi avoir des conséquences sur d'autres métabolismes.

Dermite

Le suffixe « ite » signifie inflammation. Il s'agit donc d'un état inflammatoire du derme (peau).

Diabète

Le diabète est une anomalie métabolique dont la fréquence ne cesse d'augmenter dans le monde. L'insuline, hormone fabriquée par le pancréas, sert à ramener le taux sanguin de glucose à 1 gramme lorsque celui-ci s'élève, après un repas ou un apport de produits sucrés. Ceci est l'une des priorités de l'organisme. Dans le diabète, la glycémie reste trop élevée, en raison d'une insuffisance en insuline.
Certains enfants sont atteints de diabète insulino-dépendant. Ce diabète doit être traité par des injections biquotidiennes d'insuline.
Chez l'adulte ou la femme enceinte – on parlera alors de diabète gravidique –, le diabète ne nécessite pas toujours l'injection d'insuline mais un régime alimentaire évitant les sécrétions brutales de cette hormone. On évitera les sucres rapides. Des supplémentations nutrithérapiques en vitamines B, magnésium et antioxydants pourront améliorer la régulation glycémique, en association avec les règles diététiques.
Le nombre d'adultes atteints est actuellement évalué, en France, à un million et demi d'individus. Les prévisions sont de trois millions en 2010.

Dopamine

Neuromédiateur impliqué dans les comportements d'éveil, de découverte, de vigilance et de plaisir.

Dysplasie

Développement anormal d'un tissu, qui peut être le premier stade d'une évolution cancéreuse.

Dyspnée

Détresse respiratoire.

E-F

Éclampsie

Tétanie survenant en fin de grossesse, annoncée par une élévation anormale de la tension artérielle.

Enzyme

L'enzyme a pour fonction de modifier une autre substance pour la transformer durablement.
Les enzymes ont besoin d'un coenzyme pour être mise en action.
De très nombreuses vitamines jouent le rôle de coenzymes.

Édulcorant

Substance ayant un goût de sucré, mais ne contenant aucun sucre.

Entérocolite

Infection intestinale.

Érythème

Rougeur liée à l'inflammation (peau ou muqueuses).

Fibres

Elles sont contenues dans les fruits, les légumes et les céréales. Elles ont une action bénéfique sur le fonctionnement intestinal, et ralentissent le passage des sucres et des graisses alimentaires à travers la muqueuse intestinale.

Flore intestinale

Il s'agit de la cohabitation pacifique, dans le tube digestif, de nombreux germes (ou microbes). Le déséquilibre de la flore intestinale est lié à la prolifération anormale de l'un d'entre eux, générant alors des symptômes d'infection intestinale (aérocolie, diarrhées, douleurs).

Fructose

C'est le sucre surtout présent dans les fruits et le miel. Sa consommation en excès est déconseillée.

G-H-I

GABA (Acide gamma-aminobutyrique)

C'est un neuromédiateur dont la fonction principale est de diminuer l'anxiété.

Gène

Structure portée par le chromosome situé dans le noyau cellulaire. Chaque gène est porteur d'un message héréditaire.
Il y a des gènes dominants (qui vont créer une caractéristique ou une maladie apparente) et des gènes récessifs, qui ne s'expriment pas chez cet individu mais pourront le faire chez les héritiers, s'ils trouvent un autre gène récessif portant la même information.
Par exemple, on peut avoir les yeux marron et avoir un gène récessif pour les yeux bleus. Dans ce cas, la génération suivante pourra avoir les yeux bleus si le conjoint porte le même gène.
Le caractère unique de nos gènes est responsable de notre individualité biochimique.

Glucides

Ce sont les sucres rapides ou simples et les sucres lents ou complexes.
Les sucres rapides sont des denrées au goût sucré.
Les sucres lents sont présents dans les féculents, les légumineuses, le pain au levain.

Glucose

C'est un sucre très répandu dans la nature. Il représente une source importante d'énergie. C'est l'aliment essentiel du cerveau. Les aliments glucidiques ou hydrates de carbone sont tous scindés dans l'organisme en glucose.

Glycémie

C'est le taux du glucose contenu dans le sang. Il ne doit pas être inférieur à 0,70 g par litre, ni supérieur à 1,16 g par litre de plasma sanguin. C'est l'aliment essentiel du cerveau.

Hémoglobine

Présente dans les globules rouges, elle contient le fer, qu'on appelle héminique. Elle transporte l'oxygène dans les cellules.

Hormone

Molécule fabriquée par les glandes endocrines se trouvant dans certains tissus (thyroïde, organes sexuels, glandes surrénales, pancréas). La régulation des sécrétions hormonales est sous la dépendance de l'hypophyse ou glande pinéale, située dans le cerveau.
L'hypophyse subit l'influence de l'hypothalamus, organe nerveux, situé dans le cerveau et soumis à l'action des neuromédiateurs (dopamine, sérotonine, adrénaline, noradrénaline).
Le système hormonal peut être influencé par la nutrition (aménorrhée, c'est-à-dire absence de règles des jeunes filles anorexiques).
Les hormones se fixent sur leur récepteur situé sur les membranes cellulaires et quelquefois nucléaires pour organiser le fonctionnement de la cellule.

Hydrosoluble

Soluble dans l'eau.

Hypoallergénique

Qui ne procure aucune réaction allergique.

Insuline

C'est une hormone fabriquée par le pancréas qui régule le métabolisme du glucose. Elle est fabriquée en excès lorsque la glycémie monte brutalement après un repas trop sucré, occasionnant le stockage de graisses qui constituent des réserves de glucose.

K-L

Krebs (Cycle de)

Série de réactions obtenues à partir des sucres, des acides aminés et des acides gras, dans les mitochondries.
La fabrication d'acétyl coenzyme A et d'acide citrique aboutit à la production d'ATP, principal fournisseur d'énergie cellulaire.
Ce cycle nécessite l'intervention de nombreuses enzymes et coenzymes, qui sont des nutriments : vitamines B, magnésium.

Lactose

C'est le sucre du lait de vache, composé de galactose et de glucose. Il est fréquent de ne pas digérer le lactose par absence de l'enzyme qui peut le dégrader, la lactase.
Le lait de mère contient cette lactase qui facilite la digestion du bébé.

Légumineuses

Ce sont les légumes secs : pois (pois chiches, pois cassés), haricots secs (verts – appelés flageolets –, blancs ou rouges), lentilles.

Lipides (ou graisses)

Les aliments gras (graisses saturées, monoinsaturées, polyinsaturées) contiennent des lipides. Ces derniers jouent un rôle clé dans la constitution de la membrane des cellules et des tissus nerveux. Avec les glucides et les protéines, c'est l'une des trois sources d'énergie de l'alimentation.

Liposoluble

Soluble dans les graisses.

M-N

Métabolisme

Ensemble de transformations biologiques concernant un organe ou un groupe de nutriments (exemple : le métabolisme hépatique, le métabolisme des glucides).

Métabolisme de base

C'est la quantité d'énergie consommée par l'organisme lorsqu'il est en situation de repos complet.
Il peut être perturbé par des dysfonctionnements thyroïdiens et par un déséquilibre nutritionnel.

Minéraux

Les minéraux sont des éléments présents dans le sol.
Nos besoins sont très petits en quantité.
Leur importance est cependant capitale pour notre santé.
Nous les trouvons dans les végétaux, les produits animaux, les eaux de boisson (cf. chapitre sur les principes de la nutrithérapie).

Molécule

Elle est formée de deux ou de plusieurs atomes.

Mutation

C'est un changement de structure de l'ADN chromosomique.
Cette modification intervient sous l'influence de détériorations répétées, sous l'effet des radicaux libres.
Une mutation change le fonctionnement des gènes et les informations qu'ils transmettent.

Neuromédiateur

C'est une substance contenue dans les terminaisons nerveuses et destinée à transmettre une information d'une cellule à l'autre.
Les plus connus sont les catécholamines (adrénaline, noradrénaline, dopamine), la sérotonine, l'acétylcholine.
Ils sont fabriqués à partir de certains acides aminés. Par exemple, la tyrosine est le précurseur de la dopamine, le tryptophane est nécessaire à la fabrication de la sérotonine.
Les vitamines B, le fer, le magnésium sont des cofacteurs de la synthèse des neuromédiateurs.
Ces neuromédiateurs contrôlent l'humeur, l'appétit, les sécrétions hormonales. Ils régulent le sommeil, le comportement alimentaire, les pulsions. Ils améliorent les fonctions intellectuelles (mémoire, concentration).

Neurone

Cellules spécialisées contenue dans le système nerveux. Le cerveau posséde 100 milliards de neurones.

Noradrénaline

Elle améliore l'attention, la concentration et l'esprit de décision. Son insuffisance entraîne une diminution anormale des réactions de défense en situation de stress aigu.

Nutriment

Le nutriment est une substance contenue dans les aliments, indispensable au bon fonctionnement de l'organisme.
Les micronutriments sont les acides aminés, les acides gras, les vitamines, les minéraux.
Les protéines, les glucides et les lipides sont des macronutriments.

Nutrithérapie

Traitement par les nutriments.

Nutrithérapeute

Il s'agit d'un médecin connaissant le fonctionnement et l'utilisation thérapeutique des nutriments.

O-P

Obésité

Excès de poids, portant sur la masse grasse du corps. Chez l'enfant l'obésité commence lorsque le poids dépasse 20 % du poids moyen des enfants du même âge, pour la même taille.

Œdème

Infiltration de liquide (sérum) dans les tissus.

Œstrogènes

Hormones sexuelles féminines.

Oléagineux

Ce sont les fruits à partir desquels on fabrique de l'huile : amandes, cacahuètes, noix, noisettes, noix du Brésil, noix de cajou, noix de pékan, pistache, sésame.
Ils sont riches en magnésium et en calcium.
Ils contiennent des quantités intéressantes d'acides gras polyinsaturés.

Oligoéléments

Nutriments dont l'organisme n'a besoin qu'à faibles doses. Il s'agit d'éléments minéraux : fer, zinc, chrome, sélénium, cuivre, manganèse, etc.
(cf. chapitre sur les principes de base de la nutrithérapie).

Oméga 3/oméga 6

Ce sont des acides gras polyinsaturés, contenus dans les huiles végétales, les graisses de poisson.
Leurs dérivés : GLA pour les oméga 6, EPA, DHA pour les oméga 3, sont indispensables à la santé.

Onagre

Plante qui pousse dans les régions tempérées (grandes fleurs jaunes). On extrait de sa graine une huile qui contient une grande quantité d'acide gammalinolénique (GLA) (cf. « Bourrache »).

Ostéoporose

Déminéralisation osseuse par manque de calcium. Après la ménopause, certaines femmes peuvent en souffrir en ayant des fractures à répétition.
La prévention se situe à la période pubertaire des jeunes filles.
Elle est également importante tout au long de la vie, avec des apports suffisants en calcium mais aussi en vitamine D, vitamine C, magnésium, zinc et acides aminés.

Oxydatif (Stress)

Les radicaux libres, dus à l'oxydation, produisent des dommages au niveau cellulaire. Leur fabrication augmente à l'occasion de certaines maladies, de la pollution (alimentaire et atmosphérique), du stress d'origine psychoaffectif, du vieillissement, de la carence ou de la déficience en vitamines antioxydantes.

Peroxydation

Addition d'oxygène sur une molécule.
La peroxydation des graisses se produit lorsque les radicaux libres sont en quantité anormalement importante.
Ces graisses oxydées sont à l'origine du développement de l'artérite, responsable de maladies cardiovasculaires.

Phospholipides

Surtout au niveau des membranes cellulaires, ces molécules sont biologiquement très importantes.
La qualité des acides gras polyinsaturés, formant les phospholipides, conditionne la fluidité des membranes et donc leurs propriétés physiologiques et fonctionnelles.

Phytates – Phytique (Acide)

Ce sont des acides contenus dans les céréales et les légumineuses (acide phytique). Ils ont l'inconvénient de diminuer l'assimilation de certains minéraux, essentiellement du zinc, du fer et du calcium.

L'utilisation du levain naturel dans la fabrication du pain neutralise la présence de ces acides dans les farines employées. Le pain fait avec de la levure contient des phytates, de même que les autres produits céréaliers.
Il est conseillé d'éloigner les prises de fer, de zinc et de calcium de la consommation de ces produits.

Précurseur

Substance chimique qui permet la production d'une autre molécule, dans une chaîne de réactions biologiques. Par exemple, la thyrosine est le précurseur de la dopamine.

Protéines

Assemblages d'acides aminés. Un peptide contient un acide aminé. Plusieurs acides aminés sont appelés « polypeptides » (cf. chapitre relatif aux principes de base de la nutrithérapie)

R-S

Radicaux libres

Les radicaux libres sont des molécules ou des atomes portant un électron célibataire qu'ils cherchent à apparier en détruisant les structures voisines. Ils ont une action toxique et déstabilisante pour le fonctionnement cellulaire et nucléaire (membranes de la cellule et du noyau, ADN).
Les vitamines antioxydantes (vitamine C, E, bêta-carotène) ainsi que certains minéraux (sélénium, zinc, magnésium) contribuent à diminuer le nombre de radicaux libres. Ces nutriments diminuent le stress oxydatif.
Celui-ci peut être en effet à l'origine de nombreux problèmes de santé : baisse des défenses immunitaires, maladie cardiovasculaire par l'oxydation des graisses générant la plaque d'athérome, altérations successives de l'ADN, suivie de réparations.
Lorsque ces mécanismes de réparation deviennent insuffisants, il peut se produire une mutation de l'ADN à l'origine du développement possible de cellules anormales (cancer).

Récepteur

Chaque récepteur est spécifique d'une substance (hormones, neuromédiateurs) qui va modifier le métabolisme de cette cellule.

La qualité de la membrane conditionne l'efficacité du rôle des hormones et des neuromédiateurs.

Sérotonine

Neuromédiateur à l'origine de l'inhibition des pulsions (agressivité, boulimie).
Il est fabriqué à partir du tryptophane, avec le concours des vitamines PP (nicotinamide ou vitamine B3) et de la vitamine B6 et du magnésium.

Supplémentation

C'est la prise de compléments alimentaires qui favorisent, améliorent, régulent le fonctionnement des réactions biologiques de l'organisme dans le but de maintenir (prévention), d'optimiser (amélioration) ou de traiter (aide thérapeutique) certains dysfonctionnements de l'organisme.

Synergie

Action combinée de plusieurs substances, dont les effets sont supérieurs à la somme de leurs effets individuels.

T-V

Tératogène

À l'origine de malformations de l'embryon (maladies infectieuses, médicaments).

Tryptophane

Acide aminé (l'un des neuf essentiels), présent en faible quantité dans l'alimentation. C'est un précurseur de la sérotonine.

Tyrosine

Acide aminé précurseur de la dopamine, l'adrénaline et la noradrénaline.
Le stress et le surmenage intellectuel peuvent entraîner une baisse du taux de tyrosine dans les neurones et, par suite, une réduction des capacités d'attention et de concentration.

Vitamines

Indispensables à la vie car elles participent à toutes les fonctions principales de l'organisme. Elles servent le plus souvent à faire fonctionner des enzymes. Seule l'alimentation et la supplémentation peuvent les apporter puisque l'organisme n'en produit pas lui-même (cf. chapitre sur les principes de base de la nutrithérapie).

BIBLIOGRAPHIE

APFELBAUM M., FORRAT C. et NILLUS P., *Diététique et nutrition,* Masson, 1999.

APFELDORFER, G. (sous la direction de), *Traité de l'alimentation et du corps*, Flammarion, 1994.

Apports nutritionnels conseillés pour la population française, Afssa et Cnerma-CNRS, Tec & Doc, 2001.

BAXTER K., MAC DONALD I., *Comparative Nutrition,* John Libbey Ed., 1988.

BAZAN N., HORROCKS L., TOFFANO G., *Phospholipids in the nervous system,* Liviana Ed., Springer Verlag, 1989.

BERNARD J., *C'est de l'homme qu'il s'agit,* Odile Jacob, 1988.

BEZANGER-BEAUQUESNE L., PINKAS M., TORCK M., *Les Plantes dans la thérapeutique moderne,* Maloine, 1996.

BISMUTH C., BAUD F., CONSO F., FREJAVILLE J.-P., GARNIER R., *Toxicologie clinique,* Flammarion, Médecine-Sciences, 1998.

BOURDIOL R. J., *Homéopathie et réflexologie*, Maisonneuve, 1985.

BOURRE J.-M., DUMONT O., PICIOTTI M., PASCAL G. et YOUYOU A., « Composition of nerve biomembranes and nutritional fatty acids », *Nutrition* 5, 1989.

BOURRE J.-M., « Origine des acides gras cérébraux. Synthèse in situ et apports nutritionnels », *Revue française des corps gras,* 1984.

— *La Diététique du cerveau, de l'intelligence et du plaisir,* Odile Jacob, 1990.

— *La Diététique de la performance. Intelligence, mémoire, sexualité*, Odile Jacob, 2003.

BRAZELTON T.B., *Points forts. Les moments essentiels du développement de votre enfant*, Stock, 1999.

BRILLAT-SAVARIN, *Physiologie du goût,* Collection Savoir, 1993.

CAHANE J.-P., DE NARBONNE-FONTANIEU C., *Nourritures essentielles*, J'ai lu, 1999.

CHANGEUX J.-P., *L'Homme neuronal,* Fayard, 1983.

COURPOTIN C., GIRARDET J.-P., MACHINOT S., *Alimentation du nourrisson de la naissance à 18 mois*, Flammarion « Médecine », 1976.

COUTIN L., *La Mémoire en pleine forme,* Robert Laffont, 1993.

— *Au plaisir des légumes,* Albin Michel, 1996.

CRAMER B., *Profession bébé*, Calmann-Lévy, 1998.

CURTAY J.-P., *La Nutrithérapie, bases scientifiques et pratique médicale,* Boiron, 1997.

CURTAY J.-P., SOUCCAR T., *Le Programme de longue vie. De la science à l'alimentation*, Seuil, 1999.

DAGOGNET F., *La Maîtrise du vivant.* Histoire et philosophie des sciences, Hachette, 1988.

DANCHIN A., *L'Œuf et la poule*, *Histoires du code génétique,* Fayard, 1983.

DAVID M., APPEL G., *Loczy ou le maternage insolite*, Scarabée, 1996.

DELACOUR J., *Neurobiologie des comportements,* Hermann, Éditeurs des Sciences et des Arts, 1984.

DELAVEAU P., *Les Épices. Histoire, description et usage des différents épices, aromates et condiments,* Albin Michel, 1987.

DELMAS A., *Voies et centres nerveux,* Masson, 1997.

DERACHE R., *Toxicologie et sécurité des aliments,* Technique et documentation/Lavoisier, 1986.

DESPORTES F., *Le Pain au Moyen Âge,* Olivier Orban, 1987.

DE THÉ G., HUBERT A., *Modes de vie et cancers,* Robert Laffont, 1988.

DOLTO F., DOLTO-TOLICH C. et PARCHEMINIER C., *Paroles pour adolescents ou le Complexe du homard*, Gallimard Jeunesse, 1999.

DURLACH J., *Le Magnésium en pratique clinique,* J. Baillière, 1985.

ENJALBERT A. et EPELBAUM J., *Le Cerveau hormonal,* Le Rocher, « Sciences et Découvertes », 1986.

États généraux de l'alimentation. Que voulons-nous manger ? Manger en confiance, pour se faire du bien, pour se faire plaisir, Revue éditée par la Mission d'animation des agrobiosciences, Inra. Agromip. Toulouse, 2000.

FARB P., ARMELAGOS G., *Anthropologie des coutumes alimentaires,* Denoël, 1980.

FRICKER J., *Le Nouveau Guide du bien maigrir,* Odile Jacob, 2002.

GALLIMARD P., *6 à 11 ans. Développement de l'intelligence, maturation affective, découverte de la vie sociale, affrontements familiaux*, Privat, 1990.

GORDON T., *Parents efficaces : une autre écoute de l'enfant*, Fayolle, Collection « Intervalle », 1986.

GUÉRARD M., *La Cuisine gourmande des juniors,* Robert Laffont, 1997.

HAMBURGER J., *Le Miel et la ciguë,* Seuil, 1986.

— *Un jour, un homme.* Flammarion, 2001.

HENNIG J.-L., *Dictionnaire littéraire et érotique des fruits et légumes.* Albin Michel, 1994.

HUBERT A., *Pourquoi les Eskimos n'ont pas de cholestérol*, J'ai lu, 1997.

LABORIT H., *Dieu ne joue pas aux dés,* Grasset, 1987.

LAPLANE D., *La Mouche dans le bocal. Essai sur la liberté de l'homme neuronal,* Plon, 1987.

LAZORTHES G., *Le Cerveau et l'esprit,* Flammarion, 2001.

— *L'Ouvrage des sens,* Flammarion, 1992.

LE GRUSSE J., WATIER B., *Les Vitamines. Données biochimiques, nutritionnelles et cliniques,* Centre d'étude et d'information sur les vitamines, Roche, 1993.

LOISEAU, B., *L'Envolée des saveurs*, Hachette, Michel Lafon, 1993.

LYON J., CURTAY J.-P. (en collaboration avec), *La Saga des vitamines, de la découverte au bon usage,* Josette Lyon, 1994.

MARTIN J.-F., *Le Goût et la cuisine*, Albin Michel, 2000

MARTINO B., *Le bébé est une personne*, J'ai lu, Collection « Bien-être », 2002.

MASSOL M., *La Nutriprévention*, PUF, 1997.

— *Alimentation préventive et curative*, PUF, 2000.

MENEGOZ F., CHERIE-CHALLINE L., *Le Cancer en France : incidence et mortalité,* La Documentation française, 1998.

MONOD J., *Le Hasard et la nécessité. Essai sur la philosophie naturelle de la biologie moderne,* Seuil, 1970.

NUGON-BAUDON L., *Toxic-Bouffe,* J.-C. Lattès, 1997.

ODENT M., *Les Acides gras essentiels*, Jacques Ligier, 1990.

PAULING L., *Abusez des vitamines,* Sand, 1998.

POILÂNE L., *Guide de l'amateur de pain,* R. Laffont, 1981.

POLONOVSKI M., *Biochimie médicale,* Masson, 2000.

PUISAIS J., *Le Goût chez l'enfant*, Flammarion, 2000

RAZAFIMBELO R., *La Nutrithérapie, la nouvelle façon de se nourrir,* Josette Lyon, 1997.

RENAUD S., ATTIÉ M., *Table de composition des aliments,* Astra-Calvé information-lipo-diététique, 1986.

ROTROU DE J., *La Mémoire en pleine forme,* J'ai lu, 1999.

SCOTTO E., AMIARD H., *Soupes, potages et consommés,* Chêne, 1994.

SELYE H., *Le Stress de la vie,* Gallimard/Lacombe, 1975.

SENDERENS E., *Les Recettes des tout-petits*, Robert Laffont, 1999.

SOUCCAR T., CURTAY J.-P., *Le Nouveau Guide des vitamines,* Seuil, 1997.
SOUCCAR T., *Emballage alimentaire et santé,* Axis, 1998.
— *La Révolution des vitamines*, First, 1995.
SOURNIA A., *Dix milliards de neurones. Encore un essai sur l'Homme !,* La pensée universelle, 1980.
THIS H., *La Casserole des enfants*, Belin, 1998.
— *Casseroles et éprouvettes*, Pour la Science, 2002.
— *Traité élémentaire de cuisine*, Belin, 2002.
TRÉMOLIÈRES J., *Nutrition. Physiologie. Comportement alimentaire,* Dunod, 1973.
— *Partager le pain,* R. Laffont, 1992.
TRÉMOLIÈRES J., SERVILLE Y., JACQUOT R. et DUPIN H., *Manuel d'alimentation humaine. Les bases de l'alimentation,* tome 1, ESF, 1984.
— *Manuel d'alimentation humaine. Les aliments,* tome 2, ESF, 1984.
VANNIER L., *La Typologie et ses applications thérapeutiques*, Boiron, 1989.
VERGE R., *Les Fruits de mon moulin,* Flammarion, 1997.
VINCENT J.D., *Biologie des passions,* Odile Jacob, 1999.
WALFORD R., *La Vie la plus longue,* Robert Laffont, 1984.
— *Un régime de longue vie,* Robert Laffont, 1987.

SITES INTERNET[1]

http://www.sante.gouv.fr : site officiel du ministère de la Santé, cf. Rapport « Pour une politique nutritionnelle de santé publique en France ».

http://www.agriculture.gouv.fr : site officiel du ministère de l'Agriculture.

http://www.quechoisir.org : site de *Que Choisir ?*, sur lequel sont publiées des « Fiches positions ». *Cf.* « La sécurité alimentaire aujourd'hui pose de nombreuses questions » (octobre 2000).

http://www.education.gouv.fr : site officiel du ministère de l'Éducation nationale.

http://www.eduscol.education.fr : site pédagogique du ministère de l'Éducation nationale (cf. « La restauration scolaire », document publié en 2002, cf. chapitre 4).

http://www.education.gouv.fr/discours/2000/viande.htm : note interministérielle relative à la consommation de viande bovine en restauration scolaire, novembre 2000.

http://www.education.gouv.fr/bo : textes officiels parus au *Bulletin officiel* du ministère de l'Éducation nationale, publiés par ailleurs en version papier. Exemples :

— *BO* n° 41 du 18 novembre 1999, « Accueil des enfants et adolescents atteints d'allergies ou d'intolérances alimentaires » ;

— *BO* spécial n° 1 du 25 janvier 2001, « Politique de santé en faveur des élèves » ;

— *BO* spécial n° 9 du 28 juin 2001, « Restauration scolaire » ;

— *BO* n° 2 du 10 janvier 2002, « La sécurité des aliments : les bons gestes ».

---

1. Cette liste des sites n'est nullement exhaustive. Ces quelques repères vous aideront à chercher des informations en rapport avec des thèmes traités dans l'ouvrage. Vous trouverez, en surfant, d'autres références bibliographiques. Vous aurez peut-être envie d'aller plus loin, en cliquant sur d'autres liens, vers d'autres sites…

http://www.inrp.fr/lamap : site « La Main à la pâte », pour enseigner les sciences à l'école primaire.

http://www.legout.com : la Semaine du goût.

http://www.degustation.net : site de l'Institut de dégustation.

http://www.peep.asso.fr : site de l'association de parents d'élèves PEEP (articles sur les cantines scolaires, la sécurité alimentaire, l'éducation à la santé…).

http://www.fcpe.asso.fr : site de l'association de parents d'élèves FCPE (articles sur les cantines scolaires, la sécurité alimentaire, l'éducation à la santé…).

TABLE

Cet ouvrage a été imprimé par

FIRMIN DIDOT

GROUPE CPI

Mesnil-sur-l'Estrée

pour le compte des Éditions Robert Laffont
24, avenue Marceau, 75008 Paris
en avril 2003

Photocomposition : Nord Compo
59653 Villeneuve-d'Ascq

Imprimé en France
Dépôt légal : avril 2003
N° d'édition : 43664/01 – N° d'impression : 63653